Gesund
im Lehrberuf

Vermeidung und
Bewältigung von Burn-out

Von

Wolfgang Hammer / Peter Vogt

Schneider Verlag Hohengehren GmbH

Umschlaggestaltung:
PE-Mediendesign, Elke Boscher, 88521 Ertingen

Gedruckt auf umweltfreundlichem Papier (chlor- und säurefrei herge-stellt).

Bibliografische Information der Deutschen Nationalbibliothek

Die Deutsche Nationalbibliothek verzeichnet diese Publikation in der Deutschen Nationalbibliografie; detaillierte bibliografische Daten sind im Internet über ›http://dnb.d-nb.de‹ abrufbar.

ISBN: 978-3-8340-0537-3 – **2. unveränderte Auflage**

Schneider Verlag Hohengehren,
Wilhelmstr. 13, D-73666 Baltmannsweiler

© Schneider Verlag Hohengehren, 73666 Baltmannsweiler 2011
  Printed in Germany – Druckerei Djurcic, Schorndorf

Inhaltsverzeichnis

Leichter unterrichten

Lebenssinn

Anhang

Vorwort

oder Über die Selbstachtung

Ich habe getan, was ich konnte. Aber jetzt bin ich einfach fertig. Die Korrekturen, die Konferenzen, der Krach in den Klassenzimmern, die vielen schwierigen Schüler, die Bürokratie und die ständigen Änderungen in der Schulpolitik –, das ist mir alles zu viel. Ich kann einfach nicht mehr, und ich will auch nicht mehr. Nach dreiundzwanzig Jahren in diesem Hexenkessel habe ich einfach keine Kraft mehr.

Sebastian S., 50 Jahre;
Mathematik, Chemie; stellvertretender Schulleiter einer Realschule

Dies ist das Fazit eines fünfzigjährigen Lehrers, der nach einer halbjährigen Erschöpfungsphase aus dem Lehrberuf ausschied. In einer psychosomatischen Klinik kam er zu der Erkenntnis, dass ihn eine weitere Berufsausübung seelisch und körperlich noch mehr schädigen würde. Das wäre (vielleicht) vermeidbar gewesen, wenn er sich schon früher mehr um die Erhaltung seiner Arbeitskraft durch eine angemessene Lebensgestaltung und Lebenseinstellung Gedanken gemacht und entsprechende Folgerungen für sein Leben gezogen hätte.

Mit diesem Buch sollen Lehrerinnen und Lehrern Möglichkeiten aufgezeigt werden, frühzeitig Vorsorge zur Vermeidung des Burn-out-Syndroms zu treffen. Es erscheinen die hohen Krankenzahlen und die häufigen Frühpensionierungen „aus Gesundheitsgründen", die man bei Lehrerinnen und Lehrern findet, nicht nötig, wenn man bei der persönlichen Lebensgestaltung einige Aspekte beachtet. Diese werden in diesem Buch dargestellt.

Zentral für die Überlegungen, Hinweise und Übungen ist der Begriff der Selbstachtung.

Unter dem Selbst wird das (möglichst) harmonische Zusammenspiel von Körper, Geist und Seele verstanden. Wenn einer dieser drei Bereiche vernachlässigt oder überanstrengt wird, kommt es zu Disharmonien und zu seelischen und körperlichen Krankheiten.

Der Begriff Achtung umfasst zwei Bedeutungsebenen: Auf der einen Ebene ist Achtung ein Warnruf, man möge eine Gefahr erkennen und vermeiden. Auf der anderen Ebene bezeichnet Achtung eine Einstellung, die zu einem respektvollen Umgang mit einem Menschen oder Objekt veranlasst.

Das Buch soll Lehrerinnen und Lehrern als Warnruf dienen, Körper, Geist und Seele in ihrem notwendigen Zusammenspiel ausgewogen zu be- bzw. entlasten. Es bietet ihnen aber auch Anregungen dafür, wie sie ihre Möglichkeiten, ihr Selbst zu entwickeln, besser nutzen können. Dafür ist eine (Selbst-)Erziehung zur Achtsamkeit nötig:

Sie, liebe Leserinnen und Leser, sollen dazu ermutigt werden, achtsam mit sich umzugehen und zu sich eine positive Einstellung zu entwickeln. Insofern verfolgt das Buch einen psychoedukativen Ansatz. Darunter verstehen wir die Anleitung zur bewussten Wahrnehmung von Körper, Seele und Geist im Hier und Jetzt.

Sie sollen frühzeitig Signale von Überlastung, Unterforderung oder Fehlbelastung bemerken und rechtzeitig dagegen angehen. Sie sollen sich mithilfe unseres Buches selbst dazu „erziehen", es sich gut gehen zu lassen. Lernen Sie, mit sich sorgsam und achtsam umzugehen! Auch wenn es Ihnen schlecht geht und Sie nur Negatives sehen: Haben Sie Mut, gut zu sich zu sein!

Die Hinweise und Übungen stammen aus langjähriger Erfahrung mit Lehrerinnen und Lehrern, die sich durch die Berufsausübung gesundheitlich negativ beeinträchtigt gefühlt haben. Aber auch Erfahrungen von Menschen, die gut in ihrem Beruf zurechtkamen, spielten bei der Auswahl von Übungen und Überlegungen eine große Rolle. Wir danken den Kolleginnen und Kollegen und den Patientinnen und Patienten für ihre Offenheit, für ihre Problemschilderungen und für ihre Hinweise.

Wir beschränken uns auf eine Auswahl weniger Übungen, die besonders wirksam sind. Wählen Sie aus dem Angebot einige Übungen aus, die Ihrer Situation, Ihren Möglichkeiten und Ihrem Persönlichkeitstyp entsprechen. Diese Übungen müssten Sie möglichst häufig, am besten täglich, durchführen. Ihre Wirkung spürt man meist erst nach zwei, drei Wochen. Dann setzt auch eine damit verknüpfte Änderung des Lebensstils und der Lebenseinstellungen ein. Diese „Krisenzeit" muss überstanden werden, wenn man eine dauerhafte Verbesserung seiner Gesundheit erreichen möchte. Man muss wirklich etwas verändern wollen, um den Nutzen längerfristig zu spüren.

Wir wünschen Ihnen im Umgang mit dem Buch viel Erfolg und bestmögliche Gesundheit.

Bad Doberan / Bad Tölz 2008   Wolfgang Hammer / Peter Vogt

Gesundheit
im Lehrberuf

Gesundheit, was ist das eigentlich?

Gesundheit ist der Zustand vollständigen körperlichen, seelischen, geistigen und sozialen Wohlbefindens.[1]

Grundlegende Bedingungen und konstituierende Momente von Gesundheit sind Frieden, angemessene Wohnbedingungen, Bildung, Ernährung, ein stabiles Ökosystem, eine sorgfältige Verwendung von Naturressourcen, soziale Gerechtigkeit und Chancengleichheit ... Ein guter Gesundheitszustand ist eine wesentliche Bedingung für soziale, ökonomische und persönliche Entwicklung und ein entscheidender Bestandteil der Lebensqualität. Politische, ökonomische, soziale, kulturelle, biologische sowie Umwelt- und Verhaltensfaktoren können alle entweder der Gesundheit zuträglich sein oder sie schädigen. Gesundheitsförderndes Handeln zielt darauf ab, durch aktives, anwaltschaftliches Eintreten diese Faktoren positiv zu beeinflussen und der Gesundheit zuträglich zu machen.

Erklärung der World Health Organisation[2]

Mit dieser Definition von Gesundheit besitzen wir einen hilfreichen Wegweiser, wie wir unseren Alltag gestalten können, wenn wir gesund bleiben oder wieder gesund werden wollen.

Kaum etwas anderes wünschen sich die Menschen mehr und häufiger als Gesundheit: zum neuen Jahr, zum Geburtstag, zur Hochzeit, zum Berufsjubiläum ... Aber was tun sie dafür?

Natürlich ist es schwierig, jederzeit alle die oben genannten Aspekte zu beachten. Es ist harte Arbeit, jeweils zu bedenken, was ich heute gesundheitlich Schädigendes erlebt oder getan habe, wie ich das ändern kann, will oder muss und wie ich mehr für meine Gesundheitsförderung tun kann, will oder muss. Sich Grenzen zu setzen (etwa beim

---

[1] Zitiert nach wikipedia: Artikel „Gesundheit", vom 07.10.2008.
[2] Zitiert nach: Bayerischer Philologen Verband (bpv): Lehrergesundheit. Wege zu Erfolg und Wohlbefinden. München 2005, S. 11 ff.

Essen oder Rauchen), das fällt vielen schwer. Sich selbst zu überwinden (etwa täglich Sport zu treiben) ebenso.

Gesundheit ist mehr als die Abwesenheit von Krankheit oder das Fehlen von Beschwerden oder Schmerzen. Jedoch ist es zu viel verlangt, dauerhaftes Wohlbefinden an Körper, Seele und Geist zu erwarten. Gesundheit im Alltag meint Standhalten, belastbar sein und seine Rollenfunktionen erfüllen zu können. Der salutogenetische Ansatz bietet eine hilfreiche Grundlage für ein Gesundheitskonzept. Aaron Antonovsky hat den Begriff Salutogenese geprägt. Dieser setzt sich zusammen aus „salus = Heil" und „generieren = erzeugen". Wird Gesundheit nicht ständig neu erzeugt und erworben, ist sie schon im Schwinden. Salutogenese ist durch die Vorstellung von Gesundheit als Balanceakt geprägt. Vieles kann Gesundheit angreifen, vieles sie schützen. Nicht alles, was der Gesundheit schadet, kann zum Verschwinden gebracht werden. Also gilt es, schädigende Faktoren zu minimieren und Schutzfaktoren zu stärken. Zu einem guten Kohärenzgefühl, einem Gefühl von Stimmigkeit und Verbundenheit von Körper, Geist und Seele mit dem Leben und der Welt, wie Antonovsky Gesundheit auffasst, gehören:

1.) das Gefühl, das eigene Leben unter Kontrolle zu haben, die anstehenden Aufgaben meistern und sein Leben gestalten zu können,

2.) die Fähigkeit, die Zusammenhänge des Lebens zu verstehen, das Gefühl, dass das Leben einigermaßen vorhersehbar, geordnet und stabil ist, und

3.) die Überzeugung, dass das eigene Leben bedeutsam und wert ist, gelebt zu werden.

Wie würden Sie Ihre gegenwärtige Lebensführung einschätzen? Eher gesundheitsförderlich oder eher gesundheitsabträglich?

Schreiben Sie möglichst spontan auf, wie Sie Ihr gegenwärtiges Gesundheitshandeln einschätzen:

Meine Gesundheit

Was habe ich in den letzten Tagen Gesundheitsförderndes getan oder erlebt?	Was habe ich in den letzten Tagen Gesundheitsschädigendes getan oder erlebt?

Lehrergesundheit und Burn-out-Syndrom

Zwei Lehrer habe ich im Kollegium, die packen es nicht mehr. Der eine erlitt vor vierzehn Tagen einen Hörsturz, die andere ist wegen eines Burn-out-Syndroms schon drei Monate dienstunfähig. Was kann ich da nur machen? Und einer sagt mir eiskalt ins Gesicht, dass er nur noch das Notwendigste mache. Er habe die Schnauze einfach voll. Der fehlt dann auch sehr häufig, vor allem in Zeiten, in denen viele Korrekturen anfallen, und an Montagen.

Hannes A., 52 Jahre;
Musik, Geschichte, Schulleiter eines Gymnasiums

Der Begriff „Lehrergesundheit" ist zu einem Hauptthema der Schulpolitik geworden. Lehrkräfte genießen zurzeit ein hohes Maß an öffentlicher Aufmerksamkeit. Der Lehrberuf ist anspruchsvoll sowie psychisch und körperlich belastend. Das Thema verdient Beachtung, die Probleme sind zahlreich. Die häufigen Krankschreibungen, Frühpensionierungen und die damit verbundenen hohen Kosten für Pensionen waren ein starker Antrieb von Politikern und Wissenschaftlern für die Beschäftigung mit dem Problem der „Lehrergesundheit".

Ursachen für diese Entwicklung waren tatsächliche oder „gefühlte" Überlastung, chronische Stresseinwirkung oder „empfundene" Zumutungen, die zu Unlust, Überdruss und zum Burn-out-Syndrom führten.

Diese zum Modebegriff gewordene Diagnose ist keine exakte medizinische Diagnose, sondern eher eine Selbstdiagnose derer, die sich „ausgebrannt" fühlen. Das Bild vom „Herunterbrennen" hat etwas sehr Eingängiges und entspricht oft dem Selbstkonzept der Betroffenen. Das Burn-out-Syndrom beinhaltet ein Gefühl von Erschöpfung, von Resignation, von nachlassender Leistungsfähigkeit und führt zu Veränderungen in den Beziehungen zu den Menschen, mit denen man beruflich zu tun hat (Schülerinnen und Schülern, Kollegen, Eltern). Häufig kommt es zum sozialen Rückzug. Das Gefühl, ausgebrannt zu sein, steht in engem Zusammenhang mit Sinnverlust, Demotivation,

Unzufriedenheit mit der Berufsausübung und einem negativen Selbstwerterleben. Auf der Suche nach dem dahinter verborgenen Leiden findet man nicht selten eine depressive Erkrankung. Nicht immer ist es allein eine Überforderung durch äußere Verhältnisse.

Als Patienten wirken Lehrerinnen und Lehrer verzweifelter, elender und klagender als Kranke anderer Berufsgruppen: „Ich fühle mich psychisch down!", „Ich funktioniere nicht mehr!", „Es geht alles über meine Kräfte!", „Ich fühle mich ausgelaugt!", „Ich bekomme nichts mehr geregelt!", „Ich werde nicht mehr fertig!", „Alles wird mir zuviel!", so hört man oft die Beschreibung ihres körperlichen und seelischen Zustandes.

Lehrkräfte klagen über ständige Hetze, anhaltende Anspannung und über die Schwierigkeit, Beruf und Freizeit nicht trennen zu können. Ein Gefühl der Niedergeschlagenheit und Freudlosigkeit stellt sich ein. Abgespanntheit, Lustlosigkeit, Nervosität, Übermüdung, Versagensängste, Konzentrationsstörungen, Stimmungsschwankungen, vermehrte Geräuschempfindlichkeit, Ohrgeräusche, Schlafstörungen, Schreckhaftigkeit, gehäufte Infekte, Kopfschmerzen, Schulter- und Nackenverspannungen, Herzklopfen, Schweißausbrüche, Atembeklemmung, Druckgefühl im Oberbauch, Hauterscheinungen, gesteigertes Bedürfnis nach Süßigkeiten, Nikotin, Alkohol oder Tabletten u.a. – so eine Sammlung von Beschwerden von Lehrerinnen und Lehrern aus der ärztlichen Praxis. Nicht nur Lehrkräfte leiden unter Burn-out, auch Angehörige anderer Berufsgruppen trifft es immer öfter (u.a. Sozialarbeiter/innen, Krankenpfleger/innen, Ärzte/innen, Psychologen/innen, Sportler/innen …). Für über 60 Berufsgruppen sind Burn-out-Phänomene beschrieben worden, auch für solche, die nicht in sozialen Berufen arbeiten.

Dafür gibt es vielerlei Ursachen. Im Berufsleben wird von vielen Menschen mehr Arbeit für weniger Geld abgefordert. Die Arbeitsverdichtung nimmt zu, die Arbeitsverhältnisse werden unsicherer. Ein weiterer Grund ist sicherlich, dass die einzelnen Klienten oder Kunden viel mehr Aufmerksamkeit fordern, als das in früheren Zeiten der

Fall war. Ordneten sich noch vor 30 bis 40 Jahren Schülerinnen und Schüler in das Ordnungsgefüge der Schule eher widerspruchslos ein, so fordern sie und ihre Eltern heute mehr Aufmerksamkeit für ihre individuellen Ansprüche und erzwingen sie immer häufiger, notfalls per Gerichtsbeschluss. In unserer komplexen Gesellschaft sind aber auch die Anforderungen an die Belastungsfähigkeit jedes einzelnen Menschen größer geworden: lange Fahrten zum Arbeitsplatz, höhere Fortbildungsanforderungen, gesteigertes Lebenstempo, mehr Informationen, größerer Entscheidungsdruck nicht nur im beruflichen Umfeld, sondern auch in Beziehungs- und Werteangelegenheiten.

Sie, liebe Leserin, lieber Leser, haben die Beschreibung von „Lehrergesundheit bzw. -krankheit" gelesen. Ziehen Sie für sich ein Fazit.

Meine Freuden und Belastungen im Beruf

Was mich im Beruf freut	Was mich im Beruf belastet

Fehlorganisationen im System

Die Top Ten der Lehrerklagen

1. *Verhalten schwieriger Schülerinnen und Schüler*
2. *Klassenstärke*
3. *Anzahl der Pflichtstunden*
4. *Neuerungen im Schulsystem*
5. *Administrative Pflichten*
6. *Mangelnde Kooperationsbereitschaft der Eltern*
7. *Umfang des Unterrichtsstoffes*
8. *Außerunterrichtliche Pflichten*
9. *Koordination von Beruf und Privatleben*
10. *Probleme mit der eigenen Gesundheit*

Unter dem Aspekt mangelnder Zeit lassen sich einige Punkte aus den Top Ten[1] zusammenfassen. Die Ausübung der Erziehungsfunktion (1) ist durch große Klassen (2) oder zu hohe Unterrichtsverpflichtung (3) auf einen zu geringen Anteil der Lehrerarbeitszeit geschrumpft. Dabei ist gerade diese Erziehungsaufgabe (schließlich sind „schwierige Schüler" die Nummer 1 in der Klageliste der Lehrerinnen und Lehrer) in unserer von sehr unterschiedlichen Erziehungsstilen und Erziehungsleistungen der Eltern geprägten Gesellschaft notwendiger denn je, damit Schülerinnen und Schüler überhaupt „unterrichtsfähig", „lernfähig" und „gruppenfähig" werden. Hier muss das System Schule Leistungen erbringen, die sich mit denen von Eltern, Psychologen und Sozialarbeitern überschneiden. Mangelnde Zuwendung rächt sich, weil Schülerinnen und Schüler Aufmerksamkeit für sich durch Verhaltensauffälligkeiten erzwingen.

---

[1] Untersuchungsergebnisse aus Schaarschmidt, Uwe: Halbtagsjobber? Psychische Gesundheit im Lehrerberuf – Analyse eines veränderungsbedürftigen Zustandes. Weinheim/Basel 2004, S. 72ff.

Seit Jahrzehnten wird über die Stofffülle (Top 7) geklagt; beseitigt wurde sie bisher nicht. Das Lehren von lexikalischem Wissen überwiegt die exemplarische Erarbeitung von Problemlösungen. Eine Entrümpelung von Lehrplänen wird immer wieder versprochen, aber nicht gehalten. Um einen Stoff zu „verstehen", brauchen Lernende und Lehrende Zeit, die ihnen nicht gewährt wird.

Dass Lehrerinnen und Lehrer administrative Pflichten wahrnehmen müssen, ist nicht zu vermeiden. Dass dies manchen nicht „liegt", ist wohl richtig. Von einem „Verwaltungsleiter" in der Schule könnte vieles abgenommen werden.

Die Tätigkeit der Lehrerin und des Lehrers in der Schule besteht aus Unterrichten und Erziehen, je nach Schulart und Einzugsbereich unterschiedlich gewichtet. Alles, was dies der Lehrkraft auf einem angemessenen Niveau erleichtert und ermöglicht, sollte von der Schulverwaltung getan werden, was dies erschwert oder verhindert, sollte vermieden werden. Ein Aspekt, der Lehrerinnen und Lehrer in manchen Fächern über die Top Ten hinaus belastet, sind die Korrekturen, die viel Zeit erfordern.

Mit vorliegendem Buch soll kein Beitrag zur Veränderung des Schulsystems geleistet werden, obwohl diese nötig ist, um die Schule den Bedürfnissen von Schülerinnen und Schülern und der Gesellschaft anzupassen. Es soll jedoch den Leserinnen und Lesern dazu verhelfen, trotz der Top Ten ein möglichst befriedigendes und gesundes Leben führen zu können und Kraft zu haben, selbst Änderungen in Gang zu bringen.

Beschreiben Sie nach den Top Ten den gegenwärtigen Zustand in Ihrer Schule und den wünschenswerten Zustand.

Meine Schule	Meine Wunschschule

Gesundheitsmuster bei Lehrkräften

Mein Lieblingslehrer war Herr Leicht: Deutsch, Geschichte, Religion. Er kam zu jeder Stunde mit einem freundlichen Lächeln in die Klasse. Dann wartete er ruhig, bis wir still waren. Da musste er nie lange warten. Dann ein „Grüß Gott!", und der Unterricht begann. Ob sein Unterricht den modernen Kriterien entsprach, da bin ich mir nicht sicher. Er erzählte viel, war voll lehrerzentriert, aber er hatte auch etwas zu sagen. Er verpackte den Stoff oft in eine Geschichte. Wir lernten bei ihm ohne Anstrengung. Er ging mit uns ins Theater, und dann spielten wir Wilhelm Tell im Klassenraum, aber wie. Er feilte an unserer Darstellung herum, als wären wir Profis. Und einmal, da hatte ich etwas ausgefressen, halt einen Unfug gemacht; da glättete er die Wogen, und ich kam mit einem blauen Auge davon. Freundlich, mit viel Wissen, zuverlässig: Das war unser Herr Lehrer Leicht.

Anja P., 52 Jahre; Englisch, Sport an einer Hauptschule

Es gibt viele Charakterisierungen von Lehrkräften, wobei sich herausgestellt hat, dass man auf sehr unterschiedliche Weise Lehrkraft sein kann. Entscheidend sind Verhaltens- und Erlebensweisen. Herrn Leicht hat der Beruf nicht krankgemacht. Schaarschmidt legt einen für die Selbsteinschätzung geeigneten Test vor (AVEM-TEST) und unterscheidet dabei vier Muster arbeitsbezogenen Verhaltens und Erlebens:

„**Muster G** – hohes berufliches Engagement, ausgeprägte Widerstandsfähigkeit gegenüber Belastungen, positives Lebensgefühl („Gesundheitsideal")

Muster S – ausgeprägte Schonungstendenz gegenüber beruflichen Anforderungen

Risikomuster A – überhöhtes Engagement (Selbstüberforderung), das keine gleichermaßen hohe Entsprechung im Lebensgefühl findet; verminderte Widerstandsfähigkeit gegenüber Belastungen

Risikomuster B – reduziertes Arbeitsengagement, das mit verminderter Belastbarkeit und negativem Lebensgefühl einhergeht."[1]

Gesundheitsschädigend sind die Risikomuster A und B. Dabei gehen wir von einem Gesundheitsbegriff aus, der nicht nur das „Schweigen der Organe" als Gesundheit definiert, sondern der Widerstandsfähigkeit, Belastbarkeit und ganzheitliches Wohlbefinden beinhaltet.

Unter diesem Aspekt sehen die Ergebnisse der Befragung 2004-2006 von Schaarschmidt bedenklich aus:

Muster G	Männer 21,5 %	Frauen 14,1 %
Muster S	Männer 29,9 %	Frauen 19,3 %
Risikomuster A	Männer 24,3 %	Frauen 35,7 %
Risikomuster B	Männer 24,2 %	Frauen 30,9 %

Also fallen 50 bis 67 % der Lehrerinnen und Lehrer unter die beiden Risikomuster bei ausgeprägter Überrepräsentanz von Frauen. Schon bei Referendaren findet sich zu 25 % Risikomuster B.

Gerade im erzieherischen Bereich wird durch Persönlichkeit und Vorbildwirkung vieles erreicht. Ein Überwiegen von Muster G wäre für die Erziehungsarbeit nötig. Davon scheinen wir weit entfernt zu sein. Muster G-Lehrkräfte werden von Schülerinnen und Schülern als fördernder, gerechter, interessierter und schülerorientierter erlebt. Vielleicht kann Ihnen das Buch helfen, Anteile von Muster G zu erwerben.

Spontane Selbsteinschätzung:

Welchem Typ würden Sie sich zuordnen?

---

[1] Zitiert nach: Schaarschmidt, Uwe/Kieschke, Ulf (Hrsg.): Gerüstet für den Schulalltag. Psychologische Unterstützungsangebote für Lehrerinnen und Lehrer. Weinheim/Basel 2007, S. 23 ff.; Tests ebenda, S. 189 ff.; auch: Schaarschmidt, Uwe: Halbtagsjobber? Psychische Gesundheit im Lehrerberuf – Analyse eines veränderungsbedürftigen Zustandes. Weinheim/Basel 2004; siehe auch mit Schwerpunkt auf Dienstunfähigkeit und Frühpensionierung: Dauber, Heinrich/Vollstädt, Witlof: Psychosoziale Belastungen im Lehramt. Kassel 2003, in: http://www.uni-kassel.de/zlb/PsychoBe.pdf; 08.07.2008

Bedenken Sie dabei, welche Rolle in Ihrem Berufsleben folgende
Aspekte spielen, die auch Grundlage der AVEM-Befragung von
Schaarschmidt bilden:

- subjektive Bedeutsamkeit der Arbeit,
- beruflicher Ehrgeiz,
- Verausgabungsbereitschaft,
- Perfektionsstreben,
- Distanzierungsfähigkeit,
- Resignationstendenz bei Misserfolg,
- offensive Problembewältigung,
- innere Ruhe und Ausgeglichenheit,
- Erfolgserleben im Beruf,
- Lebenszufriedenheit,
- Erleben sozialer Unterstützung.

Finden Sie eine Möglichkeit, den Test von Schaarschmidt[2] einmal
(oder öfter) im Laufe Ihres Berufslebens auszufüllen. Sie können
auch für jeden einzelnen Punkt für sich selbst eine spontane Über-
prüfung vornehmen: Schätzen Sie auf einer Skala von 1 (=wenig ausgeprägt) bis 10 (=sehr ausgeprägt) die einzelnen Punkte (s. o.) ein
und überprüfen Sie das Ergebnis mit Bezug auf Ihr Gesundheits-
empfinden.

Überdenken Sie Ihre Selbsteinschätzung nach einigen Tagen.
Sprechen Sie mit Ihrer Partnerin oder Ihrem Partner über Ihre Selbsteinschätzung. Seien Sie sich selbst gegenüber kritisch, aber nicht
überkritisch.

---

[2] Siehe Anmerkung 3.

Fehlhaltungen bei Lehrerinnen und Lehrern

Arzt: Am schlimmsten sind die Lehrer. Jeden Tag laufen ein paar bei mir auf und klagen über irgendein Wehwehchen. Wollen aber nur eine Krankschreibung oder „Schwerbehinderung", um früher in Pension gehen zu können.

Geschäftsinhaber: Die haben es nötig. Tun sowieso nur einen halben Tag was. Und dann nur mit Kindern.

Rechtsanwältin: Ich arbeite zwölf Stunden am Tag. Und die unterrichten jahrelang denselben Stoff, den sie doch wirklich kennen müssten. Und dann drohen sie mit schlechten Noten. Ich habe genügend Prozesse deswegen geführt – und gewonnen!

Bankdirektor: Und was die so verdienen. Nicht schlecht. Sind mehr mit ihren Finanzen beschäftigt als mit der Schule. Oft sind beide Lehrer; die haben Geld!

Psychologin: Viele haben den Beruf doch nur gewählt, weil sie sich ein bequemes Leben versprochen haben. Aber es ist nicht so einfach, mit heutigen Jugendlichen umzugehen. Ich weiß das aus meiner Praxis. Die werden immer schwieriger ...

Gespräch auf einer Party

Eine mögliche Ursache für die Erkrankung von Lehrerinnen und Lehrern liegt in der Berufswahl. Wenn die persönlichen Voraussetzungen nicht zu den beruflichen Anforderungen passen, kann die Berufsausübung zur Qual werden. Nach Umfragen bei Studentinnen und Studenten für ein Lehramt und bei tätigen Lehrerinnen und Lehrern zur Selbsteinschätzung ihrer pädagogischen Kompetenzen kommt Rauin[1], Professor für Erziehungswissenschaften in Frankfurt/Main,

---

[1] Lehrerberuf. Warum Studierende oft die falsche Wahl treffen, in: Forschung Frankfurt 3/2007, S. 83 (Interview mit Prof. Rauin).
Siehe auch: http://www.uni-frankfurt.de/fb/fb04/download/Rauin_Studienverhalten.pdf, 13.05.2008

zu dem Ergebnis, dass sich selbst etwa 30 % als „problematisch" einschätzen. Sie zeigten nur ein geringes Interesse an ihrem Beruf und ihrer Berufsausübung. Sie hätten halt nichts Besseres gefunden und keine Alternative zum Lehrberuf gesehen, geben sie zu Protokoll. Außerdem schätzten sie ihre Fähigkeiten, die für die Ausübung des Lehrberufs wichtig sind (z. B. Fachwissen, didaktische Kompetenz, diagnostische Kompetenz, Klassenmanagement, organisatorische und pädagogische Kompetenz) als zu gering ein. Diese „riskanten" Lehrerinnen und Lehrer sind nach Rauin schon nach wenigen Jahren der Berufsausübung für diese Tätigkeit nicht mehr adäquat einsetzbar (etwa 10 % aller Lehrerinnen und Lehrer).

Natürlich muss man diese Zahlen kritisch prüfen. Aber sie enthalten Hinweise darauf, dass vor allem eine falsche Vorstellung vom Lehrberuf zur falschen Berufswahl führt und bei einer ganzen Reihe von Lehrerinnen und Lehrern die „eigentliche" Ursache für das Burn-out-Syndrom ist. Sie haben nie „gebrannt", sie sind für den Beruf zu wenig geeignet oder nur wenig an seiner Ausübung interessiert.

Zu den Gründen für die (falsche) Berufswahl gehören das Streben nach der sicheren Stellung im Öffentlichen Dienst (Beamtenstatus), die (vermeintlich) viele Freizeit, die langen Ferien, das relativ gute Gehalt, die (scheinbar) gute Vereinbarkeit mit der Familienrolle bei Frauen, die Liebe zu einem Fach ohne Bewusstsein dafür, dass es später darum geht, Schülerinnen und Schülern dieses Fach zu vermitteln und nicht als Wissenschaftler tätig zu sein u. a.

Diese pragmatischen Gründe sind nachvollziehbar. Sie bilden aber nicht unbedingt die Grundlage für ein „glückliches" und „gesundes" Lehrerleben.

Die grundlegende Frage ist, inwieweit Persönlichkeit und Motivation zur Berufswahl passen. Eine notwendige, aber nicht hinreichende Voraussetzung ist es, Kinder und Jugendliche zu mögen und Freude an der Vermittlung von Wissen bzw. Können zu haben. Zum Beruf gehört auch die Einsicht, dass Schule eine „Zwangsveranstaltung" ist. Schülerinnen und Schüler sind erst einmal nicht von selbst am Unterrichtsangebot interessiert. Es ist die Arbeit von Lehrerinnen und

Lehrern, Schülerinnen und Schülern das Lehrangebot „schmackhaft" zu machen.

Lehrersein ist ein Beziehungsberuf. Moderne Hirnforschung hat gezeigt, dass Lernen in guter Laune und bei guten Beziehungen am besten gelingt. Ohne Beziehung ist die Berufsausübung nicht möglich. Gerade die Beziehungsarbeit fordert die Persönlichkeit der Lehrerin und des Lehrers in besonderem Maße. Dies ist anstrengend. Sich bei mangelnder Eignung und mangelndem Interesse jeden Tag aufraffen zu müssen, in die ungeliebte Schule zu gehen, belastet psychisch, körperlich und sozial.

Krankheitsfördernd sind auch überhöhte Erwartungen an sich und die Schülerinnen und Schüler (falscher Idealismus). Das gesteigerte Maß an Perfektionismus verführt dazu, den Bogen zu überspannen, sich zu überfordern und zu überanstrengen. Das verlangt man dann auch von den Schülerinnen und Schülern. Diese wehren sich allerdings durch Unterrichtsstörungen dagegen. Und diese bekämpft man dann wieder durch mehr Anstrengung usw. – ein Teufelskreis: Gut ist genug, perfekt muss nicht sein.

Meine Berufswahl

Warum bin ich Lehrerin bzw. Lehrer geworden?

Schreiben Sie bitte spontan mit Ihren eigenen Worten eine ausführliche, zusammenhängende Begründung.

Einen weiteren Test von Schaarschmidt, der Ihnen hilft, Ihre persönlichen Qualitäten für den Lehrberuf einzuschätzen („Eignungstest"), können Sie bequem im Internet ausfüllen unter www.fit-fuer-den-lehrerberuf.de.[2]

---

[2] Sie finden ihn im Buch „Gerüstet für den Schulalltag" näher beschrieben: Schaarschmidt, Uwe/Kieschke, Ulf (Hrsg.): Gerüstet für den Schulalltag. Psychologische Unterstützungsangebote für Lehrerinnen und Lehrer. Weinheim/Basel, S. 157 ff.

Kopfweh, Magenweh, Kreuzweh:
vom Umgang mit psychosomatischen Beschwerden

Ein ganzes Jahr rannte ich von Arzt zu Arzt: Internist, Orthopäde, Urologe, Zahnarzt, Augenarzt, Psychiater –; nichts haben die gefunden. Die Kopfschmerzen waren nach Weihnachten plötzlich grauenhaft geworden. Kein Mittel gegen sie half mehr. Ich konnte nur noch im dunklen Zimmer liegen und stöhnen. Ein paar Wochen später kamen Magenkrämpfe hinzu, aber was für welche. Essen? Denkste! Zehn Kilo habe ich in drei Wochen abgenommen. Und immer von Arzt zu Arzt: Der eine sagte Migräne, der andere sah körperliche Fehlhaltungen als Ursache, der andere meinte eine lavierte Depression festzustellen, der Zahnarzt zog mir einen Zahn, der Augenarzt verschrieb mir eine neue Brille ... Schließlich landete ich bei einem Psychotherapeuten, mit dem ich sprechen konnte, einfach mal reden. Nicht nur die paar Minuten wie bei den anderen Ärzten. Das half dann allmählich. Kurz und gut: Nach einem halben Jahr zweimal in der Woche Psychotherapie –, und die Schmerzen wurden weniger; nicht, dass sie vollständig vorbei sind, aber ich komme zurecht. Allerdings musste ich mein ganzes Leben umkrempeln. Das war nicht einfach. Das war wirkliche Arbeit. Schwierige Entscheidungen, aber es hat sich gelohnt, weil nicht nur die Schmerzen weniger wurden, sondern weil ich einfach ein besseres Lebensgefühl hatte.

Johannes F., 38 Jahre; Grundschullehrer

Ärzte sehen Lehrerinnen und Lehrer manchmal nicht gern in der Praxis: Sie meinen, alles besser zu wissen und sind im „Erfinden" psychosomatischer Beschwerden einfallsreich.

Was sind psychosomatische Beschwerden? Psychosomatische Beschwerden sind unangenehme Körperempfindungen, die man mit den gegenwärtigen Mitteln der Medizin nicht genauer diagnostizieren kann und von denen man annimmt, dass seelische, soziale, mentale oder andere Probleme sich in Schmerzen verwandeln, um Menschen zu veranlassen, sich mit den zugrunde liegenden Ursachen zu beschäftigen. Somatisierungsstörungen heißen sie wissenschaftlich. Früher bezeichnete man sie als vegetative Dystonie oder funktionelle Beschwerden. Die psychosomatischen Beschwerden weisen auf – bewusste oder unbewusste – Probleme hin, die einen Menschen erheblich belasten. Sie „fordern" eine Problemlösung, damit bleibende Schädigungen möglichst verhindert werden.

Die meisten Menschen glauben, weil sie die Schmerzen körperlich spüren, es müssten deshalb auch körperliche Ursachen dahinter stecken. Das verhindert manchmal die Einsicht, dass man seinen Lebensstil und seine Lebensauffassung ändern müsste.

Was tun?

Es müssen körperliche Ursachen von einem oder mehreren Ärzten ausgeschlossen werden. Aber es ist nie falsch, wenn Sie selbst mögliche seelische Ursachen in Betracht ziehen und Ihren gegenwärtigen Lebensstil kritisch betrachten.

Manche Menschen scheuen einen Gang zum Psychiater oder Psychotherapeuten, weil sie meinen, dann als „verrückt" eingestuft zu werden. Sie, liebe Leserin, lieber Leser, wollen ein möglichst glückliches und gesundes Leben führen. Also nutzen Sie Hilfsangebote, die Sie brauchen. Sie sind für Ihr Leben verantwortlich, sonst niemand.

Gesundheitsprotokoll

Führen Sie mindestens zwei Wochen lang ein Protokoll zu folgenden Fragen:

Wie fühle ich mich zurzeit körperlich? Welche Missempfindungen oder Schmerzen habe ich? Wann treten sie auf?

_____

_____

_____

_____

_____

Welche seelischen oder sozialen Probleme habe ich zurzeit? Wie belasten sie mich? Wann habe ich sie zum ersten Mal als solche erkannt?

_____

_____

_____

_____

_____

Was habe ich zur Linderung oder Beseitigung der Probleme getan?
Mit welchem Erfolg?

_____

_____

_____

_____

_____

Körperübungen

Der Atem

*Als meine Kollegin sagte, ich würde schon bei der leichtesten An-
strengung schnaufen wie ein Walross, wurde mir erst einmal bewusst,
dass ich tatsächlich kurzatmig war. Noch nicht einmal vierzig und
schon schnaufen wie eine alte Frau. Natürlich ging ich zu einem Arzt;
es hätte ja Asthma sein können. War es aber nicht. Seine Diagnose
lautete: Kurzatmigkeit wegen psychischer Überlastung. Das war ja
auch tatsächlich so. Zwei kleine Kinder, mein Mann auf einer Baustel-
le in Saudi-Arabien, und ich unterrichtete volle Stundenzahl in der
Schule. Der Arzt schickte mich zu einem Atemtherapeuten. Das half
dann. Das half wirklich. Ich bin auch allgemein viel ruhiger geworden; nun ja, meistens jedenfalls, aber bei Stress ...*

Adelgunde V., 38 Jahre; Grundschullehrerin

Viele Atemtherapeuten bieten Seminare zur Atemschulung an. Alle
weisen darauf hin, dass der Atem auf sämtliche körperlichen und seelischen Funktionen wirkt: die Durchblutung der Muskeln, des Ge-
hirns, der inneren Organe, auf die „Nerven" ... Der Atem ist der Le-
bensstrom –, und das Schöne ist: Wir können lernen, ihn zu lenken
und seine Heilwirkung zu nutzen.

Es sollen Ihnen hier nicht die physiologischen Grundlagen der heilen-
den Wirkung des Atems erläutert werden. Gehen wir gleich in die
Praxis:

Achten Sie auf Ihren Atem!

Setzen oder legen Sie sich bequem hin, schließen Sie die Augen (oder
halten Sie sie offen, wenn Ihnen das lieber ist) und spüren Sie, wie Ihr
Atem durch die Nase eingesogen wird, wie sich Ihre Brust hebt, wie
sich Ihr Bauch nach außen bewegt und wie sich beim Ausatmen der
Bauch nach innen wölbt, sich das Brustbein senkt, der Atem durch
Ihre Nase ausgestoßen wird. Achten Sie nur auf diesen Vorgang: einatmen – ausatmen, einatmen – ausatmen, einatmen – ausatmen ...

Sie können den körperlichen Vorgang durch das innere Vorsagen der Formel „einatmen – ausatmen" unterstützen. Achten Sie geduldig auf Ihren Atem, auch wenn Sie eine innere Unruhe zu größerer Aktivität drängen sollte. Fünf Minuten Achtsamkeit auf Ihren Atem jeden Tag bringt schon Erfolge.

Wenn Ihr Aktivitätsdrang zu groß wird, können Sie weitere Unterstützungsformeln verwenden. In der östlichen Meditation spielt das Murmeln der Silbe „Om" eine ausschlaggebende Rolle, um sich in eine meditative Versenkung zu atmen.

Manche begleiten das Atmen mit Zählübungen: Einatmen (bis vier zählen) 1-2-3-4, Atem anhalten 1-2-3-4, ausatmen 1-2-3-4. Oder: Kurz einatmen 1-2, lang ausatmen 1-2-3-4-5-6.

Medizinisch erprobt ist das autogene Training. Das Atmen wird dabei in einen den gesamten Körper umfassenden Entspannungsprozess eingebunden. Der sich entspannende Mensch verstärkt mit dem Vorsagen von Entspannungsformeln den natürlichen Prozess.

Die Formeln, die jeweils sechsmal innerlich gesprochen werden sollen, werden mit einer Ruheformel („Ich bin ganz ruhig!") beendet. Hier der Wortlaut[1]:

1. Muskeln: Arme und Beine sind ganz schwer (sechsmal); Ruheformel

2. Blutgefäße: Arme und Beine sind ganz warm (sechsmal); Ruheformel

3. Herz: Herz schlägt ruhig und kräftig/regelmäßig (sechsmal); Ruheformel

4. Atmung: Atmung ganz ruhig; es atmet mich (sechsmal); Ruheformel

5. Sonnengeflecht: Sonnengeflecht ruhig strömend warm (sechsmal); Ruheformel

6. Kopf: Stirn angenehm kühl (sechsmal); Ruheformel

---

[1] In Anlehnung an: Schultz, Johannes Heinrich: Übungsheft für das Autogene Training. Stuttgart 1973, S. 22.

Wenn man diese Übungen zwei, drei Monate mindestens einmal am Tag macht, spürt man die Erfolge: tiefe Entspanntheit auch in Stresssituationen, innerliche Ruhe, entspanntere Muskeln, Schmerzlinderung, gesteigertes Wohlbefinden, größere Gelassenheit …

Wie bei allen unseren Übungen [2] müssen Sie sich wirklich dazu entschließen, Ihre Gesundheit und Ihr Wohlbefinden über vieles zu stellen, was tagsüber auf Sie zukommt. Und wenn Sie wirklich meinen, keine Zeit oder Geduld zu haben, dann achten Sie wenigstens auf Ihren Atem: einatmen – ausatmen.

Ihre Gesundheit ist wichtig!

---

[2] Es gibt andere Verfahren zur Selbstregulation und Entspannung wie Muskelentspannung nach Jacobson, oder Verfahren mit langsam-fließenden Bewegungen wie Tai Chi, Qigong, Yoga etc., zwischen denen Sie auswählen dürfen, in denen die Atmung ebenfalls eine zentrale Rolle spielt.

Stehen, Sitzen, Strecken

Immer wieder habe ich heftige Schmerzen in der Nackenmuskulatur. Dann kommt das Kopfweh. Kein Wunder! Englischarbeiten in der Oberstufe zu korrigieren, da verspannt man sich schon. Und erst der Rücken: Ich wollte mich schon zweimal operieren lassen, so heftig waren die Schmerzen im Kreuz. Mit einer Physiotherapie habe ich das jetzt im Griff. Manchmal bekomme ich noch Magenkrämpfe. Muss vom vielen Sitzen sein. Die krumme Haltung drückt halt auf den Magen. Mein Arzt sagt, dass ich eigentlich kerngesund bin.

Adalbert S., 37 Jahre;
Englisch, Deutsch an einer Gesamtschule

Wir alle neigen dazu, unseren Körper falsch zu gebrauchen: Wir krümmen uns über unseren Schreibtisch, um konzentriert arbeiten zu können, wir lümmeln schief in unserem Fernsehsessel, weil wir das für „entspannend" halten, wir strecken unser Kinn nach vorne und oben, um Entschlossenheit zu signalisieren, wir stehen krumm und schief vor der Klasse, „leger", weil wir keine verklemmten Pauker sein wollen usw.

Alle diese Beispiele zeigen, wie sehr wir einen Missbrauch mit unserem Körper treiben, wie sehr wir unseren Körper gegen seine Möglichkeiten einsetzen. Daraus resultieren Fehlhaltungen, Verspannungen, Blockaden, Dysbalancen u.a. Die Folgen schildert Albert S. oben: Schmerzen, Atembeklemmungen, Abnutzungserscheinungen durch einseitige Belastung, Unwohlsein, Depressionen …

Einseitige Belastungen des Körpers sind Ursache dafür; die Herstellung von Gleichgewicht kann die Schäden lindern oder beseitigen.

Zwei Beispiele zeigen, wie man ein körpergerechtes Gleichgewicht herstellen kann.

Das Sitzen

Die drei Abbildungen[1] zeigen zwei Fehlhaltungen beim Sitzen und die „richtige" Haltung, bei der ein Gleichgewicht vorhanden ist. Falsch ist es, sich zu krümmen (Abb. 1b) oder sich übergerade hinzusetzen (Abb. 1c). Bei der richtigen Haltung (Abb. 1a) sollte man auf die Stellung des Kopfes achten, darauf, dass die Knie auseinanderklaffen (nicht übereinanderschlagen!) und dass der Po einen großen Teil der Sitzfläche einnimmt. Anfangs könnte es sein, dass Sie beim Üben schnell ermüden. Das gibt sich aber nach einiger Zeit, und Sie können damit sogar länger und entspannter „durchhalten". Die Umstellung von der gewohnten („falschen") Sitzhaltung zur richtigen erfordert anfangs eine ständige und bewusste Kontrolle. Hilfreich ist eine Übung, bei der Sie zu Beginn gekrümmt sitzen und sich dann vom Becken her aufrichten. Machen Sie diese Bewegung mehrmals hintereinander, um ein Gefühl für das aufrechte Sitzen zu entwickeln.

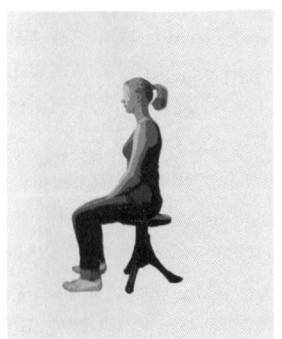 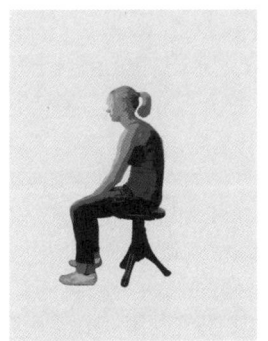 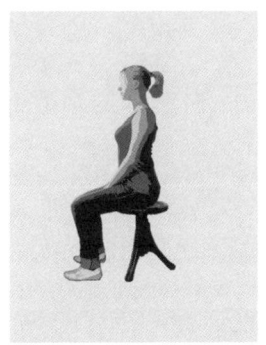

Abb. 1a:
Die richtige Sitzhaltung[2]

Abb. 1b:
Gekrümmte Sitzhaltung

Abb. 1c:
Zu gerade Sitzhaltung

---

[1] Nach Barlow, Wilfred: Die Alexander-Technik. Gesundheit und Lebensqualität durch richtigen Gebrauch des Körpers. München 1989, S. 53 und S. 182.

[2] Alle Abbildungen in diesem Kapitel stammen von Christine Donath, Rostock. Frau Katharina Laabs, Leistungssportlerin in Rostock, agierte als Modell.

Das Stehen

Stellen Sie sich an die Wand, die Fersen ungefähr fünfzehn Zentimeter von der Wand entfernt (Abb. 2a), die Füße etwa fünfundzwanzig Zentimeter auseinander. Lehnen Sie sich an die Wand (Abb. 2b). Ihre Pobacken und Schulterblätter sollten sie gleichzeitig berühren. Wenn Sie Ihren Körper nun beobachten, können Sie Ihre (schiefe?) Haltung nachfühlen. Senken Sie ihn dann so tief, dass der Abstand zwischen Kreuz und Wand verschwindet (Abb. 2c). Jetzt haben Sie ein körperliches Gleichgewicht im Stehen erreicht.

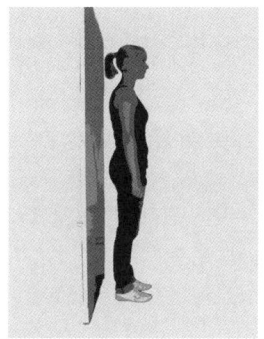 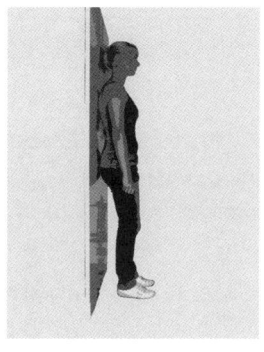 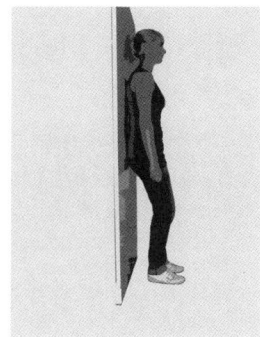

Abb. 2a   Abb. 2b   Abb. 2c

Beide Übungen sind als Körperkontrollübungen überall leicht auszuführen und helfen Ihnen, Ihre muskulären Verspannungen erst einmal zu erkennen und dann auch zu mindern.

Strecken

Lehrerinnen und Lehrer, aber auch viele Menschen in sitzenden Berufen, neigen dazu, sich nach vorne zu krümmen und eine bucklige Haltung einzunehmen. Zum Ausgleichen dieser Spannung nach vorne bietet sich der „Sonnengruß"[3] an (Abb. 3):

---

[3] Mosetter, Kurt/Mosetter, Reiner: Kraft in der Dehnung. Ein Praxisbuch bei Stress, Dauerbelastung und Trauma. Düsseldorf/Zürich 2003, S. 80/81.

Stellen Sie sich gerade hin; grätschen Sie die Beine hüftbreit. Beugen Sie die Knie leicht. Dann schieben Sie das Becken nach vorne und kneifen die Pobacken fest zusammen.

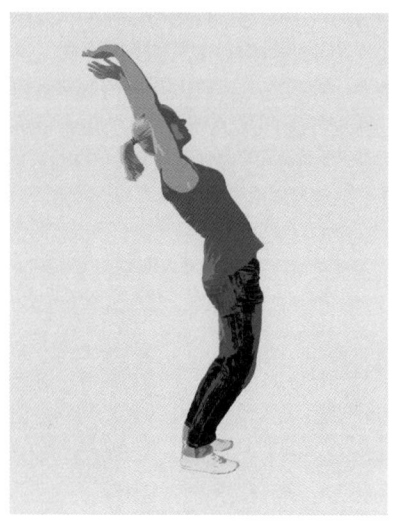

Abb. 3: Der Sonnengruß

Lehnen Sie den Oberkörper langsam und vorsichtig nach hinten, aber nur so weit, dass Sie nicht das Gleichgewicht verlieren. Sie sollten sich sicher und angenehm fühlen. Verweilen Sie einige Atemzüge in dieser Stellung.

Legen Sie dann den Kopf nach hinten und führen das Kinn in Richtung zum Brustbein, sodass sich ein „Doppelkinn" bildet.

Heben Sie die Arme zur Decke empor. Halten Sie die Schultern möglichst locker.

Beenden Sie nach einigen Atemzügen die Übung vorsichtig, indem Sie die Arme senken, den Oberkörper wieder aufrichten und die Ausgangsstellung einnehmen, in der Sie noch einige Atemzüge verweilen sollten.

Mit dieser Übung können Sie die Vorstellung verknüpfen, dass aus Ihrem Brustbein eine Sonne erstrahlt.

Die Atemblume

Mir haben leichte Körperübungen geholfen, ruhiger zu werden. Meine liebste Übung ist die Atemblume. Anfangs kam ich mir kindisch vor. Vor allem die blumige Sprache störte mich. Es war für mich sehr ungewohnt, alles langsam zu machen. Ich bin sonst ein schneller Typ. Da verklemmte ich mich anfangs ein wenig. Aber nach einer Zeit des Übens spürte ich die Entspannung und die große Erleichterung, die mit einer täglichen Übung erreicht werden kann. Nicht nur Erleichterung, das auch; sondern Leichtigkeit. Übrigens: Meine Schüler lieben diese Übung (außer ein paar Jungs).

Sabine B., 35 Jahre; Grundschullehrerin

Die „blumige" Bildhaftigkeit[1] dieser Übung des chinesischen Qigong soll hier kurz erklärt werden: Die Übung ahmt das Aufblühen einer Blume nach: Die Hände tasten die Blüte bis zu den Samenstängeln ab, säen den Samen aus, sinken zu den Wurzeln und beginnen neu zu keimen.

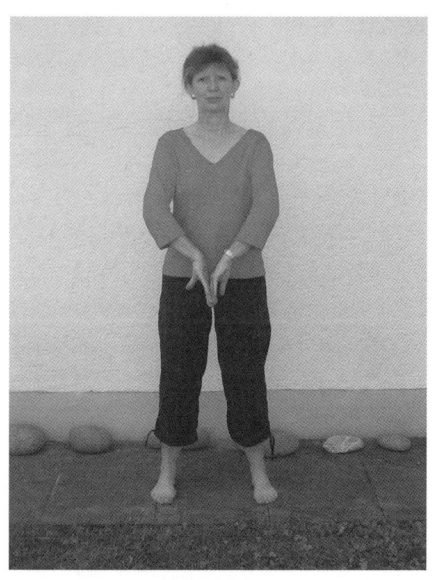

Abb. 4a: Die Grundhaltung

Hier die Übungsabfolge: Nehmen Sie die Grundhaltung[2] ein. Stellen Sie die Füße schulterbreit gespreizt auseinander und falten Sie die Hände Handrücken an Handrücken in Bauchhöhe (= der Keim).

---

[1] Einen vollen Text zur Beschreibung der Übung finden Sie unter: http://www.perners-ruh.de/qi_gong_atemuebung.html, 07.03.2008.
[2] Die Bearbeitung des Textes und die Bilder stammen von Frau Jutta Polder-Wehle, Lenggries.

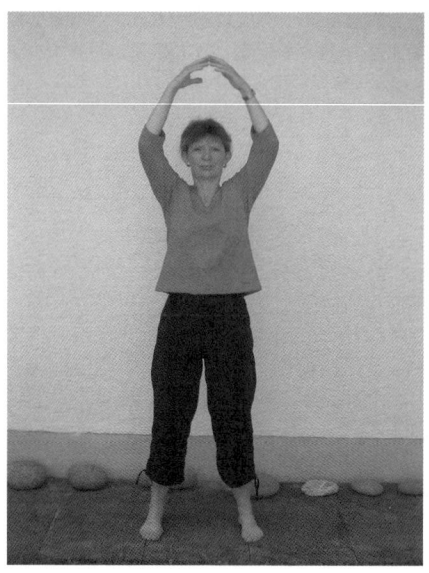

Heben Sie langsam die Arme vom Ellbogen her nach oben. Die Handrücken lösen sich voneinander. Die Arme bilden über dem Kopf einen Kreis. Die Fingerspitzen berühren sich, die Schultern werden nicht hochgezogen (= die Knospe im Frühling).

Abb. 4b: Die Knospe im Frühling

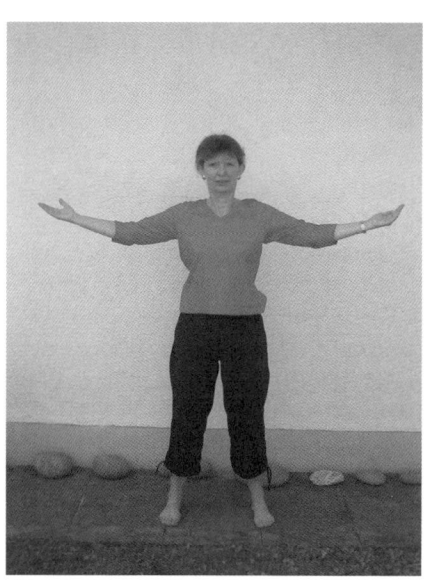

Lösen Sie die Finger voneinander. Führen Sie die Arme in einem weiten Bogen bis in Hüfthöhe. Die Fingerspitzen berühren einander so, dass die Handflächen nach oben schauen (= Öffnung der Blüte).

Abb. 4c: Öffnung der Blüte

Die Hände bilden vor dem Unterbauch eine Schale, den Blütengrund.

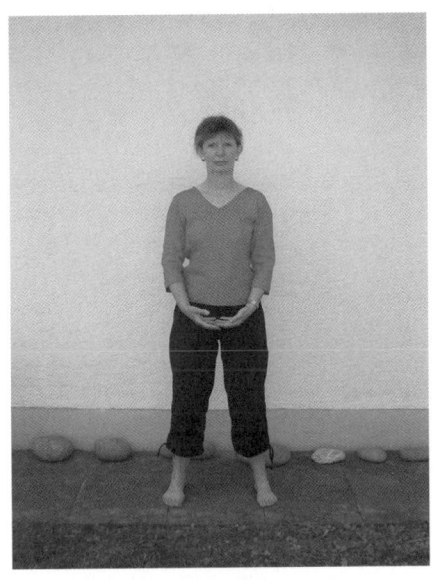

Abb. 4d: Der Blütengrund

Führen Sie die Hände bis etwa zum Brustbein nach oben. Schultern dabei nicht anheben! Drehen Sie die Handflächen zum Boden und senken Sie langsam die Hände bis auf Bauchhöhe nach unten. Bewegen Sie dabei die Finger der Hände so, als wollten Sie den Regen nachahmen (= die Reifung).

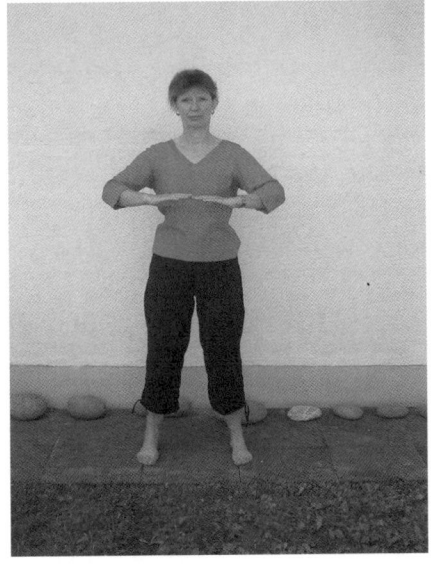

Abb. 4e: Die Reifung

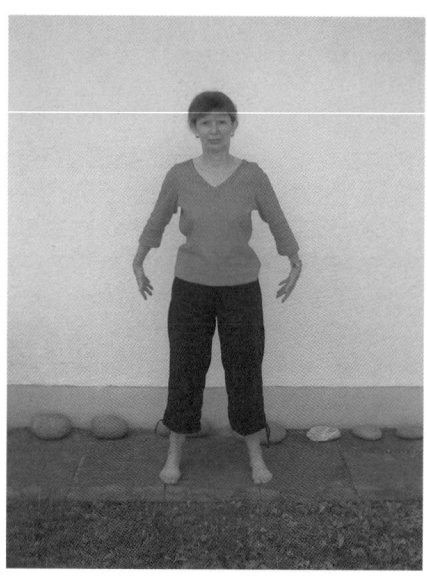

Zeichnen Sie mit beiden Händen, Handflächen nach unten,
einen weiten Kreis (= das Aussäen), bis die Hände auf dem
unteren Rücken ruhen. (Als
Variation kann das Kreuzbein
geklopft werden.) Gleiten Sie
mit den Händen an der Außen-
seite und Rückseite der Beine
soweit nach unten, wie es vom
Rücken her möglich ist.

Abb. 4f: Das Aussäen

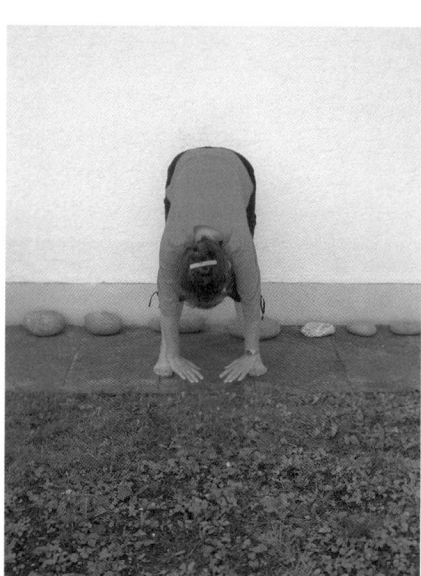

Führen Sie die Hände in einem
weiten Kreis zum Innen-
knöchel, als wollten Sie das Qi
(= Kraft) der Erde aufnehmen.
Die Handflächen zeigen zur
Innenseite der Beine. Dann
richten Sie sich zur Ausgang-
stellung auf.

Abb. 4g: Das Qi der Erde aufnehmen

Richten Sie sich auf. Führen Sie
die Hände Handrücken an
Handrücken zur Grundstellung
zurück.

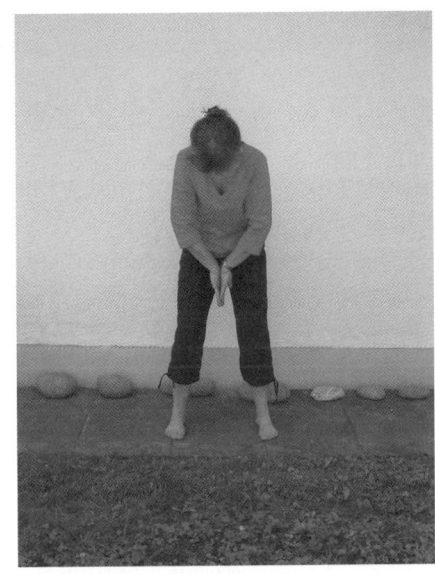

Abb. 4h: Zum neuen Keim

Beginnen Sie erneut die Atemblume mit einem neuen Keim.
Führen Sie die Übung mehrmals hintereinander durch.

Abschluss der Übung:

Legen Sie beide Hände über-
einander auf den Unterbauch
(unteres Dantien = Kraft- und
Energiezentrum). Stellen Sie
sich mit allen Sinnen eine Blume vor. Durch diese Imaginati-
on können sich Ruhe und Entspannung einstellen.

Konzentrieren Sie sich zunächst auf die Ausführung dieser Übung. Der „richtige"
Atem stellt sich dann von selbst
ein.

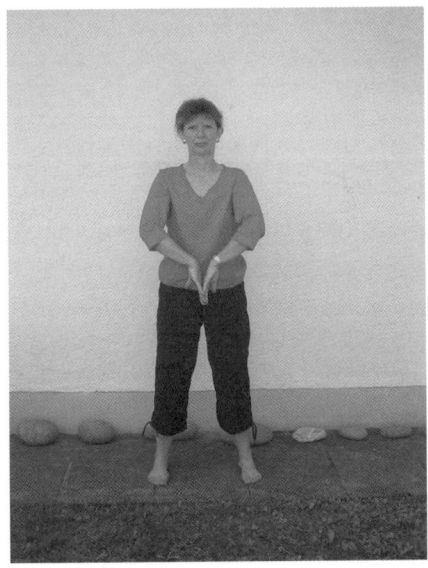

Abb. 4i: Der neue Keim

Bewegung

Alles Leben ist in Bewegung.
Heraklit von Ephesus, etwa 540–480 v. Chr.

Traurigkeit ist Stille, ist Tod; Heiterkeit ist Regsamkeit, Bewegung,
Leben.
Marie Freifrau von Ebner-Eschenbach, 1830–1916

Alles ist in Bewegung und nichts bleibt stehen.
Heraklit von Ephesus, etwa 540–480 v. Chr.

Jeder Schritt echter Bewegung ist wichtiger als ein Dutzend
Programme.
Karl Marx, 1818–1883

Zu unserer Natur gehört die Bewegung;
die vollkommene Ruhe ist der Tod.
Lucius Annaeus Seneca, ca. 4 v. Chr. – 65 n. Chr.

In steter Bewegung ernährt sich die Kraft,
Die Ruh liegt im Herzen dem Manne, der schafft!
Gottfried Keller, 1819–1890

Aphorismen[1]

Bewegung ist gesund. Der Mensch ist seiner Entwicklung nach ein
Bewegungswesen. Viele Menschen bewegen sich heute zu wenig. Re-
gelmäßige körperliche Aktivität verbessert die Fitness und senkt die
Häufigkeit körperlicher Beschwerden. Sie verbessert die Funktion
des Herz-, Kreislauf- und Atemsystems, fördert das Immunsystem,
stabilisiert das Gewicht, hilft Stress und Aggressionen abbauen, wirkt
günstig auf Stimmung und seelisch-geistiges Gleichgewicht, stimuliert
kognitive Funktionen (Lernen, Gedächtnis), begünstigt Naturer-
leben und fördert zwischenmenschliche Kontakte.

---

[1] Nach: http://www.aphorismen.de/index.php?shop_ID=1&xanarioID=
7b0ca6427e802ad59610e1aa280ffb62, 20.08.2008.

Ein Wundermittel?!

Gäbe es eine Pille, die all das bewirkte, dann würde sie jeder einnehmen.

Das Problem besteht darin, dass Sie es selbst tun müssen. Es würde schon eine halbe Stunde zügiges Spazierengehen täglich oder 45 Minuten jeden zweiten Tag ein wesentlicher Beitrag zu Ihrer Gesundheit sein. Ebenso effektiv sind Wandern, Bergwandern, Laufen (Joggen), Intervalllaufen, Radfahren, Rudern, Schwimmen, Skilanglaufen u. a. Entscheidend für die Wahl der Bewegungsart sind körperliche Ausgangssituation, begleitende Umstände und Neigungen.

Ideal ist Bewegung im Freien. Dadurch lässt sich auch die Qualität des Nachtschlafes günstig beeinflussen. Der Besuch von zertifizierten Fitness-Studios ist empfehlenswert, auch noch im Alter. Bewegung verbessert in jedem Alter den Funktionszustand der Muskulatur und steigert Geschicklichkeit und Koordination. Das hilft Unfälle vermeiden und erhöht die Lebenszufriedenheit.

Die Durchführung von Bewegungsübungen sollte dreimal wöchentlich ca. 15–20 Minuten dauern, Spazierengehen etwas länger (siehe oben). Dabei soll die Pulsbeschleunigung nicht über 180 minus Lebensalter (Pulsmessen lernen!) ansteigen. Im Allgemeinen bewegt man sich noch innerhalb der Grenze des Ungefährlichen, wenn man während der Belastung ein Gespräch führen könnte. Gerade beim Spazierengehen hat man Gelegenheit, sich in aller Ruhe mental auf den nächsten Tag vorzubereiten, Probleme zu bedenken oder ein Projekt zu planen. Man muss nicht am Schreibtisch sitzen, um für die Schule zu arbeiten.

Selbstüberprüfung:

Wie lange waren Sie gestern (_____ Minuten), vorgestern, (_____ ___ Minuten), vorvorgestern (_____ Minuten) in Bewegung (wie oben beschrieben)?

Wenn Sie der Meinung sind, dass Ihre Fitness verbesserungsbedürftig ist: Welche Bewegungsart könnte Ihnen am meisten Spaß machen?

_____

_____

Zeitplan für „Bewegung": Legen Sie feste Zeiten für Ihre „Bewegung" fest.

_____

_____

Hinweis: Wichtig ist, dass Sie körperliche Aktivitäten ritualisiert in Ihren Tagesablauf/Wochenablauf integrieren und sich nicht nur „spontan" dazu entschließen. Tun Sie es auch, wenn Sie noch nicht mit allem fertig sind! Lassen Sie öfter mal Ihr Auto stehen, um zu Fuß zu gehen oder mit dem Rad zu fahren. Vermeiden Sie Fahrstühle! Bewegung ist kein Luxus, sondern lebensnotwendig: mehr bewegen und beweglicher werden!

Sport ist … gesund!

Also, sportlich bin ich nicht. Ich hasse Sport. Mir ist das zu blöd. Schauen Sie sich doch nur mal ein Fußballspiel an oder die Tour de France! Alles Geldmacherei und Volksverdummung! Aber trotzdem, seit ein paar Monaten mache ich täglich Sport. Nur ein Minimum. Das muss man nicht übertreiben. Ich hatte nämlich gerade meine Doktorarbeit fertig gemacht, über das „Herr-Knecht-Verhältnis in der Komödie"; und das neben der vollen Lehrertätigkeit! War wohl ein wenig zu viel. Alle Muskeln waren verspannt, zogen und schmerzten; meine Hände zitterten. Ich kam mir wie ein alter Mann vor. Dann zeigte mir ein Sportkollege ein paar Übungen. Die mache ich jetzt täglich. Sie dauern nur ein paar Minuten. Aber sie helfen.

Dr. Dietmar H., 44 Jahre; Latein, Deutsch,
Geschichte an einem Elite(!)gymnasium

Man muss kein Sportler sein, um die Notwendigkeit der körperlichen Anstrengung für unsere Gesundheit einzusehen. Aber wie soll man die Aversion (z. B. von Herrn Dr. H) überwinden? Indem man den Nutzen von körperlicher Betätigung nicht nur einsieht, sondern auch spürt.

Eine Methode, wie man mit wenig Zeit einen maximalen Erfolg verzeichnen kann, sind Übungen nach Pilates[1]. Pilates (1880–1967) hat Trainingsprogramme entwickelt, die nicht nur die Mobilisatoren, also die Muskeln, die an der Oberfläche des Körpers liegen und für die Bewegung unserer Extremitäten verantwortlich sind, sondern auch die Stabilisatoren kräftigen. Diese liegen tiefer, also näher beim Körpermittelpunkt, und erfüllen die Aufgabe, den Rumpf stabil zu halten.

Gerade unsere Arbeitshaltung – Lesen, Korrigieren, Arbeit am PC – bringt unsere Stabilisatoren in ein Ungleichgewicht. Dieses führt zu

---

[1] Siehe: Korte, Antje: Pilates. Das Fitnesstraining für Körper und Seele. München 2004, S. 8ff.

Verkrampfungen, Verspannungen, Schmerzen – kurz: zu gesundheitlichen Schäden. Die Übungen von Pilates gleichen sie aus.

Wir wollen Ihnen hier sechs vorstellen, die wir nach ihrer leichten Ausführbarkeit und Effizienz ausgesucht haben.[2]

Übungen

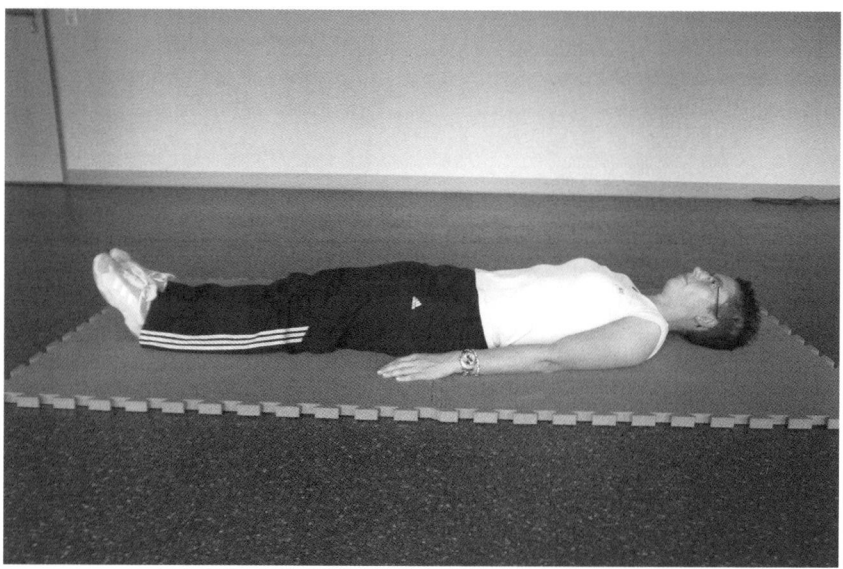

Abb. 5a: Neutrale Position

Legen Sie sich auf eine Matte oder eine andere weiche Unterlage. Ihren Kopf können Sie durch ein zusammengelegtes Handtuch stützen. Legen Sie die Arme entspannt neben Ihren Körper. Strecken Sie die Beine bequem aus. Winkeln Sie dann die Beine hüftbreit so an, dass sie einen rechten Winkel bilden. Heben Sie das Becken so an, dass die

---

[2] Frau Judith Ewald (Groß Nemerow) hat diese Übungen ausgewählt und dankenswerterweise die Fotos zur Verfügung gestellt. Sie ist auch Mitautorin dieses Kapitels. Wir wollen Ihnen keine „Einführung in Pilates" geben, sondern Sie mit Übungen bekannt machen, die wir für hilfreich und gesundheitsfördernd halten.

Lendenwirbelsäule den Boden berührt. Von dieser Position aus sollten Sie mit den Übungen beginnen. Ruhen Sie sich zwischen der kleinen Übungsabfolge in dieser Position immer wieder aus. Und denken Sie an Ihren Atem!

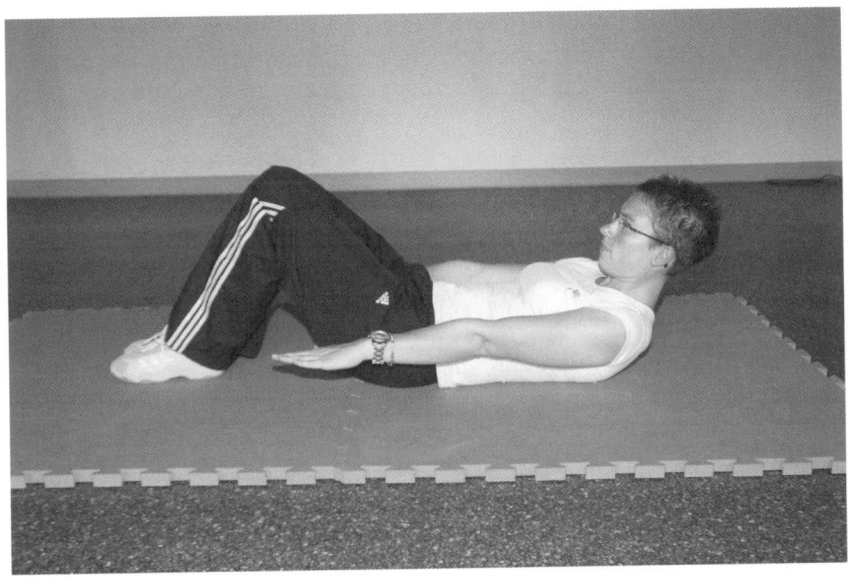

Abb. 5b: Double Leg Stretch

Diese Übung dient der Straffung von Schultermuskulatur, Bauch und Beine.

Nehmen Sie die Ausgangsposition ein. Stellen Sie Ihre Beine angewinkelt auf. Nach dem Ausatmen führen Sie das Kinn zum Brustbein und schieben die Hände leicht vom Boden abgehoben parallel zu Ihrer Unterlage nach vorn. Führen Sie Beine und Arme in die Ausgangsstellung zurück. Entspannen Sie sich. Sie können die Übung drei- bis fünfmal ausführen.

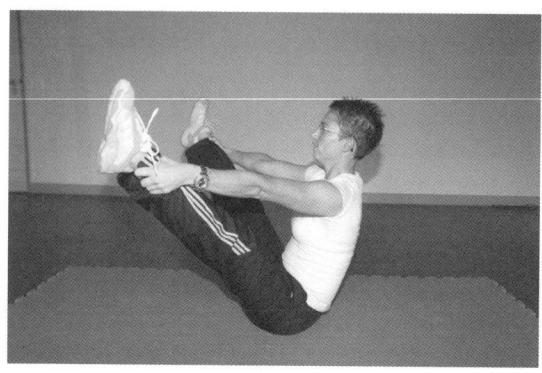

Diese Übung kräftigt alle Muskelgruppen.

Setzen Sie sich mit angewinkelten Beinen aufrecht hin. Legen Sie Ihre Hände von außen an die Waden. Versuchen Sie nun, die Beine zu strecken und dabei die aufrechte Körperhaltung nicht zu verlieren.

Abb. 5c: Open Leg Rocker

Nach einer kurzen Haltezeit von fünf Sekunden lösen Sie die Stellung auf und wiederholen sie nach einer kurzen Pause noch bis zu dreimal.

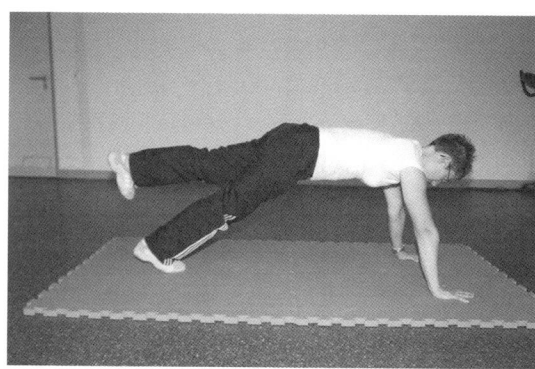

Sie kräftigen mit dieser Übung alle Muskelpartien. Gehen Sie in den Liegestütz. Achten Sie dabei auf einen schulterbreiten Stütz der Arme. Heben Sie anschließend das eine Beine für circa 10 Sekunden an und dann das andere. Wiederholen Sie drei- bis fünfmal.

Abb. 5c: Leg Pulls Down

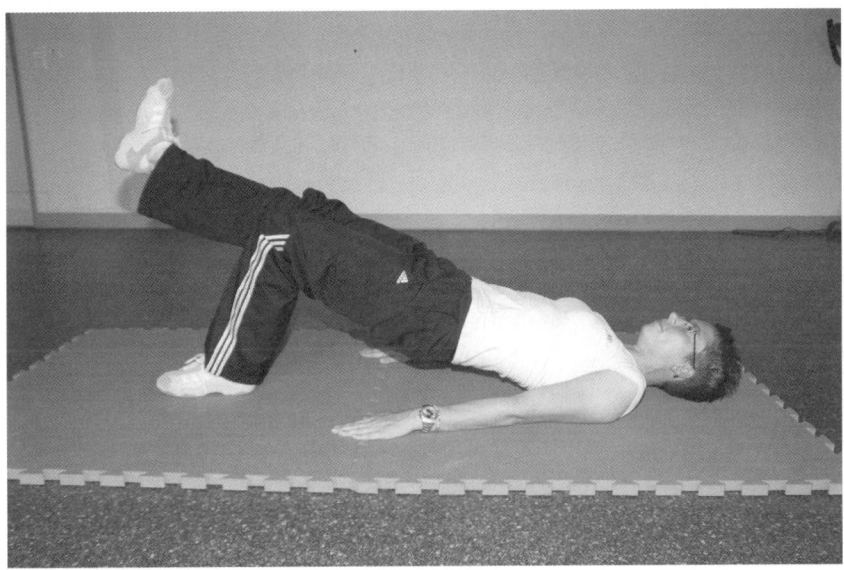

Abb. 5e: Shoulder Bridge

Shoulder Bridge stärkt die vorderseitige und rückseitige Rumpf-
muskulatur.

Nehmen Sie die Rückenlage ein und winkeln Sie die Beine an. Legen
Sie Ihre Handflächen auf die Matte und üben Sie leichten Druck aus.
Heben Sie nun das Becken und spannen Sie die Gesäßmuskeln an.
Halten Sie diese Spannung für zwanzig Sekunden und wiederholen
Sie die Übung bis zu fünfmal. Heben Sie anschließend wieder das
Becken und strecken ein Bein gerade aus. Gehen Sie in die Ausgangs-
lage und wiederholen Sie die Übung mit dem anderen Bein.

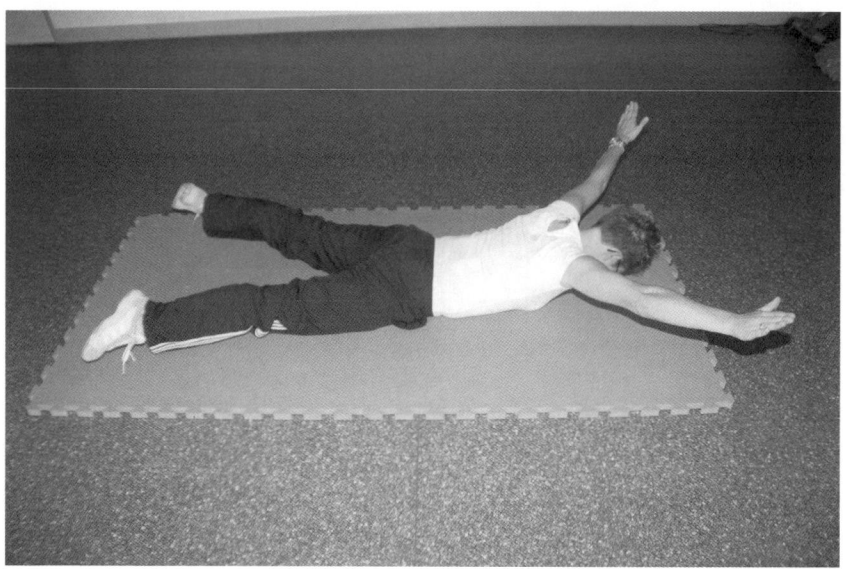

Abb. 5f: Star

Für die Übung der rückseitigen Muskulatur nehmen Sie die Bauch-
lage ein. Öffnen Sie anschließend die Arme und die Beine in einem
Winkel von circa 100°. Spannen Sie den gesamten Körper an und
heben Sie die Arme und die Beine. Halten Sie die Spannung zehn
Sekunden und lösen sie anschließend wieder. Sie können die Übung
drei- bis fünfmal ausführen.

Und immer wieder: Fragen Sie sich, ob Sie beim Tippen in den PC die
Schultern wirklich so hoch ziehen müssen, ob Sie wirklich in der
Klasse ständig so laut sprechen müssen, ob Sie beim Sitzen wirklich so
starr die Muskeln anspannen müssen, ob Sie wirklich mit so ge-
spannten Gesichtsmuskeln in die Klasse blicken müssen ...

Nehmen Sie die überflüssigen Spannungen aus Ihrem Körper!

Immer nur lächeln

Natürlich ist es lächerlich, in ein Lach-Seminar zu gehen. Da sitzen die Kollegen, und der Seminarleiter sagt: Lacht mal, und alle lachen. Dann bewegen wir uns wie im Tanz auf einer Wiese: Arme hoch, Arme runter, einatmen, ausatmen, lachen.

Meine Skepsis war bald verflogen. Wenn man miteinander lacht, ist es ansteckend. Dann wirken auch die Aufwärmübungen, die Dehn- und Streckübungen und die Tanzbewegungen einfach befreiend. Und dann lacht man aus vollem Hals: das Löwen-Lachen oder das Begrüßungs-Lachen oder das wohlwollende Lachen ...

Und es ist gesund: Das häufige Lachen stärkt die Abwehrkräfte, vermindert Schmerzen, fördert die Durchblutung, wirkt entspannend.

Die Deutschen sollen in Europa am wenigsten häufig lachen. Die Kinder 400-mal am Tag, Erwachsene zwanzig- bis dreißigmal. Eigentlich blöd, dafür in ein Seminar zu gehen und zu zahlen. Aber es lohnt sich. Auch eine Lachminute mit den Schülern wirkt Wunder. Lachen macht wirklich gesund.

Jens Y., 36 Jahre;
Sport, Biologie in einer Haupt- und Realschule

Es soll Ihnen hier kein Lachseminar angeboten werden. Aber Sie sollen wenigstens zum Lächeln gebracht werden.

Ohne lange theoretische Überlegungen: Lächeln Sie!

Lächeln – nach innen und außen – ist ein wichtiger Beitrag zum Training Ihrer Gesichtsmuskeln[1]. Spüren Sie den Muskeln nach, wenn Sie die Lippen zum Lächeln auseinanderziehen. Wie fühlen sich Ihre Kaumuskeln an? Wie spüren Sie Ihre Augenmuskeln? Wie atmen Sie, wenn Sie lächeln? Was geschieht, wenn Sie das Lächeln zurücknehmen?

---

[1] Mosetter, Kurt/Mosetter, Reiner: Kraft in der Dehnung. Ein Praxisbuch bei Stress, Dauerbelastung und Trauma. Düsseldorf/Zürich 2003, S. 112 ff.

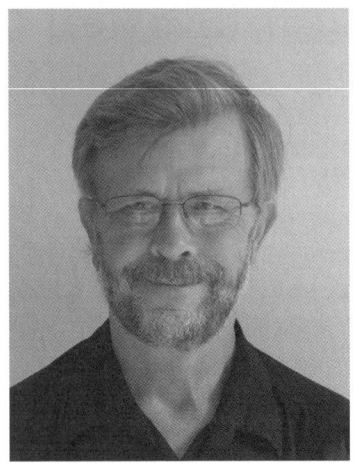

Abb. 6a: Lächeln Sie sich gesund

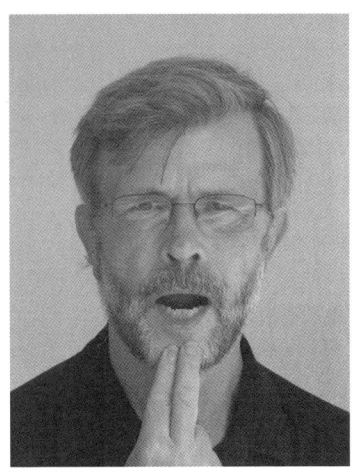

Abb. 6b: Kiefergymnasik 1

Oft zieht sich unsere Gesichtsmuskulatur bei der Arbeit zusammen: Die Konzentrationsfalten furchen unsere Stirn, die Lippen pressen sich bei Anstrengungen aufeinander, die Backenmuskeln verhärten sich. Dem können Sie durch ein häufiges Lächeln oder Lachen entgegenwirken. Probieren Sie es gleich! Die zusammengepressten Lippen oder die mahlenden Kiefer sind Ausdruck innerer Spannungen. Durch das Lächeln sorgen Sie für Entspannung.

Noch drei andere Übungen helfen Ihnen dabei, Ihre Gesichtsmuskulatur zu entspannen:
Setzen Sie sich aufrecht auf einen Stuhl. Öffnen Sie Ihren Mund so weit, wie Sie es können. Halten Sie Ihren Kopf gerade. Zeige- und/oder Mittelfinger legen Sie auf das Kinn. Sie sollten dann versuchen, den Mund gegen den Widerstand der Finger zu schließen.

Es könnten noch zwei ähnliche Übungen folgen:

Sie öffnen leicht den Mund. Schieben Sie das Kinn nach links, legen dann einen oder zwei Finger an die rechte Unterkieferseite und drücken den Unterkiefer gegen den Finger. Das können Sie auch mit der linken Unterkieferseite machen.

Machen Sie diese Übungen nur, solange Sie Ihnen angenehm sind.

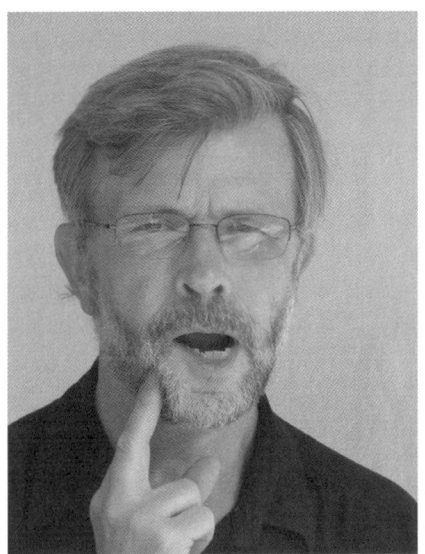 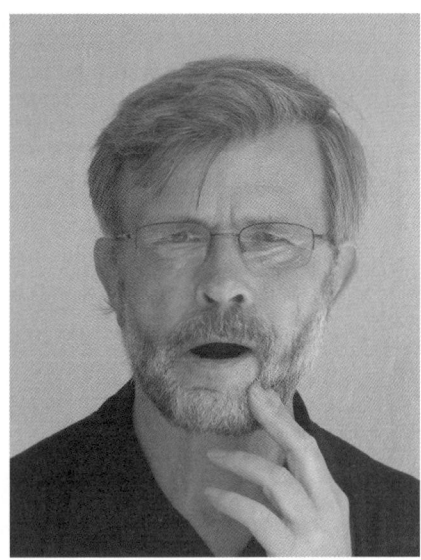

Abb. 6c: Kiefergymnastik 2   Abb. 6d: Kiefergymnastik 3

Gehen Sie lächelnd in die Schule, auch wenn Ihnen nicht danach zumute ist; lächeln Sie die Schülerinnen und Schüler an, Ihre Kolleginnen und Kollegen, auch die Schulleiterin oder den Schulleiter. Sie werden spüren, dass sich mit dem Lächeln nicht nur Ihre Stimmung hebt, sondern dass sich das Verhalten der anderen Menschen Ihnen gegenüber ändert, verbessert: Lächeln dient auch der Stressreduzierung durch ein harmonischeres Zusammenwirken mit anderen.

Lächeln Sie den Stress weg!

Selbsterziehung

Die Innenwelt

Am Nachmittag „flüstern" mir innere Stimmen zu: Du musst noch die Bio-Stunde vorbereiten. Eine andere Stimme sagt: Lass das, heute ist schönes Wetter. Wieder eine Stimme wirft mir vor: Du hast deine Eltern schon lange nicht mehr besucht. Dann höre ich: Du musst dich mehr um die Schulprogrammarbeit kümmern. Dann wieder: Genieß doch den Tag, Arbeit ist nicht alles. Ich möchte diese Stimmen zum Schweigen bringen, geht aber nicht.

Sven A., 38 Jahre;
Französisch, Biologie, Geschichte an einem Gymnasium

In unserem Inneren führen wir ständig „Gespräche". Einzelne Persönlichkeitsanteile melden ihre Wünsche oder Befürchtungen an und zwingen uns, sie zu berücksichtigen. Man könnte diese Persönlichkeitsanteile grafisch als Teile eines Gesamtsystems ansehen. Das Gesamtsystem steht der Außenwelt gegenüber.

Das abgebildete System (Abb. 7) innerer Stimmen eines fünfzigjährigen Lehrers lässt auf eine relativ „gesunde" Persönlichkeit schließen. Grundlage für diese stabile Persönlichkeit bildet das lächelnde Kindheits-Ich. Die Verwerfungen des Pubertäts-Ichs sind nicht allzu groß und kommen bei der Person nur manchmal bei eruptiven Ausbrüchen zum Vorschein. Das Erwachsenen-Ich nimmt einen großen Teil des Gesamtsystems ein. Das Beobachter-Ich hat die nötige Größe und weist auf eine gute Distanzierungsfähigkeit hin. Das Hilfs-Ich zeigt einen Ressourcenfundus, der in Krisen ausreichend Hilfe bietet. Das Negative-Ich hält sich in seinen schädlichen Auswirkungen in Grenzen.

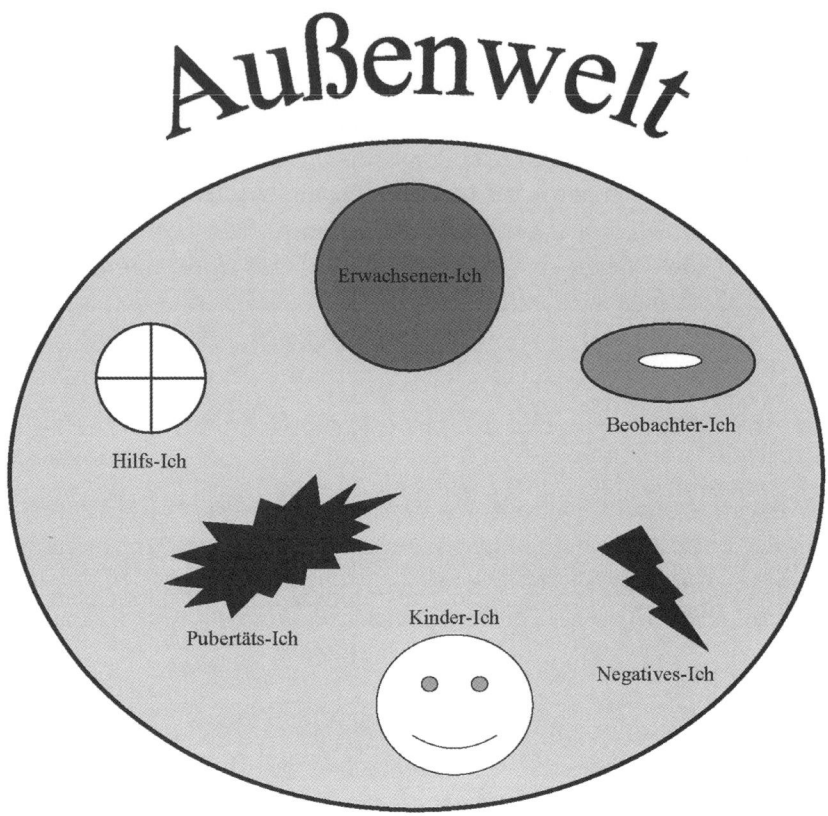

Abb. 7: Die inneren Persönlichkeitsanteile

Bei diesem Beispiel hat die Person ihre inneren Stimmen und Persönlichkeitsanteile, von denen man zwischen fünf und fünfzehn haben
könnte, gut aufeinander abgestimmt. Diese Modellzeichnung ist Pro-
dukt einer Person, die sicher und gesund ihre Aufgaben meistert.

Allgemein beschrieben ist das Erwachsenen-Ich der Persönlichkeitsanteil, der uns erfolgreich unseren Beruf, unsere Familie und unser
gesellschaftliches Leben meistern lässt. Allerdings werden diese Persönlichkeitsanteile immer auch von unseren Vorerfahrungen (Kind-

heits-Ich, Pubertäts-Ich u. a.) beeinflusst. So kann ein Erwachsener auch mal „kindisch" werden.

Eine wichtige Rolle spielt das Beobachter-Ich, weil dieser Persönlichkeitsanteil die Funktion hat, aus einer gewissen Distanz heraus die Situationen zu betrachten. So bietet es dem Erwachsenen-Ich die Möglichkeit, sich zurückzuziehen und sich einen Überblick zu verschaffen.

Das Hilfs-Ich „berät" aus der Kenntnis von Lebenserfahrungen das Erwachsenen-Ich oder die anderen Persönlichkeitsanteile. Das Hilfs-Ich beinhaltet entlastende Gedanken, religiöse Aspekte oder hohes Verantwortungsbewusstsein.

Jeder von uns hat auch seine „dunklen Seiten", ein Negatives-Ich. In ihm befinden sich Aggressivität, Hass, Depression u. Ä. Man kann sich vorstellen, dass eine Person, die sich in einer schweren Krise befindet, das Negative-Ich viel größer und in skurrilen Formen zeichnen würde. Das Erwachsenen-Ich würde kleiner und weniger harmonisch ausfallen. Es könnten auch andere Persönlichkeitsanteile gezeichnet werden: das zerstörende Ich, das gleichgültige Ich …

Wie Sie sich Ihre inneren Persönlichkeitsanteile vorstellen, hängt natürlich von Ihren Lebenserfahrungen, Ihrem Vorstellungsvermögen und Ihren Stimmungen ab.

Werden Sie kreativ!

Zeichnen oder malen Sie eine Form, die Ihrer Seele entspricht. Das könnte wie auf unserem Beispiel ein Kreis sein, der eine gewisse Harmonie ausstrahlt; aber Sie können natürlich auch andere Formen wählen. Die Hauptsache ist, sie entspricht Ihren Vorstellungen. In diese Form stellen Sie Ihre Ichs.

Zeichnen oder malen Sie Ihre einzelnen Ichs. Geben Sie jedem Ich eine passende Form. Das Negative-Ich könnte z. B. mit vielen Zacken versehen sein. Achten Sie auf die Größe, die der gegenwärtigen Bedeutung des Ichs für Sie entsprechen sollte. Ordnen Sie den Ichs eine Farbe zu.

Meditieren Sie über die Bedeutung(en) Ihrer Zeichnung. Nach ein paar Tagen sollten Sie kontrollieren, ob Sie etwas verändern wollen. Was ändert sich, wenn mein Kindheits-Ich größer wird? Was ändert sich, wenn mein Erwachsenen-Ich blau statt rot ist?

So gewinnen Sie einen Überblick über Ihre Innenwelt, der im Getriebe des Alltags manchmal verloren geht. Und Sie können Ihre Innenwelt auch manipulieren. Denn dies ist das Hauptziel der Übung, dass Sie Ihr Inneres visuell gestalten, um an dieser Gestaltung auch Änderungen „durchspielen" zu können, die Sie dann, wenn Sie sie für hilfreich halten, in den Alltag übernehmen können: eine Übung zur Selbstkontrolle und Selbsterziehung.

Die Wertepyramide

Also, die Anforderungen an Frauen im Lehrberuf sind sehr hoch. Natürlich möchte ich eine sehr gute Lehrerin sein, natürlich möchte ich auch meinen zwei Kindern eine sehr gute Mutter sein. Auch um meine Eltern, die nun schon alt sind, muss ich mich kümmern. Und dann der Haushalt –, das ist schon sehr viel. Mein Mann hilft zwar ein wenig, aber ich mache halt alles anders. Da fühlt man sich manchmal sehr erschöpft. An manchen Tagen schaffe ich es sehr gut, manchmal denke ich aber, dass mir das alles zu viel ist. Ich bin es gewöhnt, überall perfekt zu sein. Das war schon in meiner Schulzeit so. Ich kann es kaum ertragen, wenn irgendetwas nicht klappt ...

Isabelle B., 49 Jahre;
Mathematik, Physik an einer Realschule

Alles in unserer Welt sollte vollkommen sein: unser Auto, unser Lebenslauf, wir selbst. Dieser Anspruch an Perfektion ist Ansporn, um alles möglichst gut zu machen. Dann ist die Erkenntnis, dass wir Fehler machen oder trotz größter Anstrengung scheitern, besonders bitter.

Diese Diskrepanz zwischen dem Anspruch an Perfektion und der tatsächlichen Leistung lässt manche Lehrerinnen und Lehrer an sich und ihren Fähigkeiten zweifeln, ja verzweifeln. Wenn man trotz großer Anstrengungen die Zielsetzungen nicht erreicht, liegt es vielleicht daran, dass die Zielsetzungen zu hoch sind.

Man kann nicht alles auf einmal und alles in bester Qualität machen. Deshalb sollte man sich auf das Wichtige beschränken. Das Ausfüllen der Wertepyramide kann Sie dazu veranlassen, darüber nachzudenken, was für Sie in Ihrem Leben die wichtigste Rolle spielt. Die besondere Schwierigkeit bei dieser Übung liegt darin, sich für *einen* Wert an der Spitze entscheiden zu müssen. Viele, mit denen diese Übung durchgeführt und besprochen wurde, weigerten sich anfangs, sich nur für *einen* Wert zu entscheiden. Aber um dem Überforderungsdilemma zu entkommen, ist das Ausfüllen der Wertepyramide sehr hilfreich.

Schreiben Sie in das obere Feld der Wertepyramide *den* wichtigsten Wert, der zurzeit oder in Zukunft Ihr Leben bestimmen soll und bestimmen wird. Dann füllen Sie die anderen Kästchen aus; auf jede Zeile nur einen Wert. Diskutieren Sie mit sich und mit Ihrer Lebenspartnerin oder Ihrem Lebenspartner Ihre Entscheidungen. Wiederholen Sie nach drei, vier Wochen diese Übung.

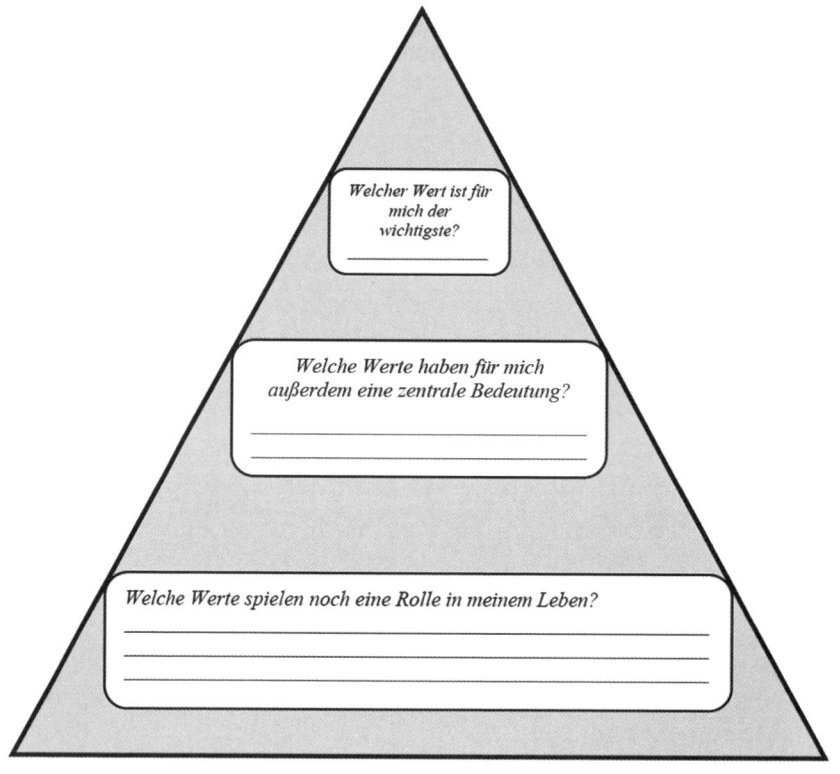

Abb. 8: Wertepyramide

Eine Berufsbiografie schreiben

Wozu mache ich das alles? Ich wollte zwar schon als Kind immer Lehrerin werden, aber es reicht mir jetzt. Die kleinen Zwerge sind zwar ganz nett, aber zu laut und zu quengelig. Die Kinder sind anders geworden, als wir in meiner Schulzeit waren. Wir hatten noch Respekt vor der Lehrerin. In der ersten Klasse der Grundschule hatten wir eine Super-Lehrerin. Seitdem wollte ich Lehrerin werden. Alles hat mir Spaß gemacht. Auch das Studium. Ich mag Kinder sehr gern. Aber in der Berufswirklichkeit war dann alles ganz anders. Viel zu stressig!

Gerlinde V., 52 Jahre; Grundschullehrerin

Lehrerinnen und Lehrer fragen sich immer wieder, warum sie ihren Beruf ergriffen haben. Dann zählen sie auf, welche Gründe es gewesen sind: der Wunsch der Eltern, der Wunsch, etwas mit Menschen zu tun zu haben, die Verehrung eines Vorbilds usw.

Schreiben Sie eine Berufsbiografie, um sich über Ihre Gründe für die Berufswahl und Ihre Erfahrungen im Beruf klar zu werden. Es ist wichtig, sich nicht nur alles vorzusagen und vorzustellen oder anderen zu erzählen, sondern dies auch niederzuschreiben. Dies fördert den Akt der Bewusstwerdung. Der Zwang, schriftlich zu fixieren, aktiviert das Erinnerungsvermögen und bringt Aspekte zum Vorschein, die Sie bisher vielleicht übersehen haben. Außerdem können Sie sich mit dem Geschriebenen aktiver auseinandersetzen und es besser reflektieren, als wenn Sie sich das immer nur in einem inneren Monolog „vorerzählen".

Beim Schreiben der Berufsbiografie sollten Sie Folgendes beachten:

1. Stellen Sie ein Übersichtschema (s. u.) über die wichtigsten Daten äußerer und innerer Erlebnisse zusammen. Diese Datensammlung bildet das Grundgerüst für Ihre Berufsbiografie.

Mögliche Fragen: Wann wurde mir zum ersten Mal klar, dass ich Lehrerin oder Lehrer werden wollte? Wie war mein erster Schultag als Kind? Wie habe ich mich als Kind in der Schule gefühlt? Welche Vorstellungen hatte ich vom Lehrberuf? Wie waren meine ersten Erfahrungen als Lehrerin oder Lehrer? Welche Kolleginnen oder Kollegen haben mich ermuntert bzw. entmutigt? Welche Ereignisse im Unterricht und in der Schule haben mich in der Berufswahl und -ausübung bestärkt bzw. geschwächt?

2. Beschreiben Sie nun jedes Ereignis (Kapitel) ausführlich. Achten Sie dabei darauf, dass Sie sowohl negative wie auch positive Seiten angemessen berücksichtigen. Es gibt die Gefahr, sich in eine negative Stimmung hineinzureden („Alles ist schlecht!") oder aber alles zu harmonisieren („War doch nicht so schlimm!"). Achten Sie beim Schreiben darauf, dass Sie die Ereignisse genau und detailliert beschreiben. Erinnern Sie sich auch daran, wie diese Ereignisse auf Sie wirkten.

3. Lassen Sie sich mehrere Tage Zeit. Schreiben Sie am besten nicht länger als eine halbe Stunde am Tag. Dieser Prozess kann mehrere Wochen dauern.

4. Schließen Sie nach einer Zeit Ihre Biografie ab und legen Sie sie mindestens vier Wochen lang weg.

5. Überarbeiten Sie anschließend Ihren Text.

6. Geben Sie ihn Ihrer Lebenspartnerin oder Ihrem Lebenspartner zum Lesen und diskutieren Sie anschließend mit ihr oder ihm darüber.

7. Überarbeiten Sie Ihre Biografie erneut und geben Sie sie anschließend Freunden und Kolleginnen oder Kollegen zum Lesen und diskutieren Sie mit ihnen darüber.

Nach einer längeren Gedankenpause können Sie Ihre Berufsbiografie erneut lesen, bedenken und Folgerungen daraus ziehen.

Vielleicht stellen Sie fest, dass Sie trotz vieler negativer Seiten in Ihrem Beruf am richtigen Platz sind.

Übersichtschema

Zeit	Ereignis	Positiv	Negativ
1. Sept. 1972	Erster Schultag	wollte etwas lernen	unruhige Mitschüler

Essen, trinken, rauchen

Essen und Trinken hält Leib und Seele zusammen.

Ein Schnäpschen in Ehren, kann niemand verwehren.

Wer viel isst, sündigt viel.

Ich rauche gern leicht.

Der Mensch lebt nicht vom Brot allein.

Halte Maß und Ziel, iss und trinke nicht zu viel.

Vor dem Abendessen ein Glas Wein, lässt die Krankheit nicht herein.

Sage mir, was du isst, und ich sage dir, wer du bist.

Sprichwörter

Man spricht in unserer Wohlstandsgesellschaft vom „Selbstmord mit Messer und Gabel". Mehr als die Hälfte der Menschen schleppen die Last ihres Übergewichts durch das Leben. Sie essen zu viel Fleisch, zu viel Fett, zu viel Süßes. Dagegen nehmen sie zu wenige Ballaststoffe, wie sie z. B. in Gemüse, Rohkost, Salaten, Obst oder Vollkornbrot enthalten sind, zu sich. Bei vielen Krankheiten spielt die Ernährung eine entscheidende Rolle. Praktikable Ratschläge zur gesunden Ernährung sind: Langsam, bewusst, genussvoll und nicht bis zum Sättigungsgefühl essen; mindestens zwei fleischfreie Tage pro Woche einhalten, ab und zu Fastentage einlegen.

Für die Gesunderhaltung des Körpers ist es bedeutsam, was und wie viel wir trinken. Dabei trinken wir eher zu wenig. Trinkmengen von zwei bis drei Litern täglich (salzarmes Mineralwasser, Kräuter- und Früchtetees) sollten eingehalten werden.

Eine Selbstschädigung erfolgt hauptsächlich durch Alkohol. Alkoholismus ist weltweit ein großes Problem für Gesundheit, Familie, Arbeitswelt und im Straßenverkehr. Schon der so genannte „normale tägliche Alkoholkonsum" birgt gesundheitliche Risiken. Wahrscheinlich unbedenklich sind lediglich Mengen bis $1/2$ l Bier, $1/4$ l Wein, 1 Stamperl Schnaps (jeweils für sich, nicht zusammen) zwei- bis dreimal in der Woche. Trinken Sie Alkohol nie als Durstlöscher, sondern nur als Genussmittel (in Maßen)!

Zigaretten sind „Sargnägel". Suchtrauchen ruiniert die Gesundheit. Rauchen schädigt auch durch Passivrauchen andere (Mitmenschen, Familienangehörige, Kinder!!!). Raucher leben um Jahre kürzer als Nichtraucher und haben während des gesamten Lebens mehr gesundheitliche Beschwerden. Das „Lernen" des Rauchens geschieht durch Nachahmung von „Vorbildern" und „Erfolg" durch erwünschte, angenehme Auswirkungen (Akzeptanz in der Gruppe, Erfolg bei Frauen bzw. Männern). Das Rauchverhalten gehorcht nur wenig vernunftgemäßer Information, sondern unterliegt in starkem Maße Faktoren wie Gruppen- und Schichtzugehörigkeit und sozialen Trends.

Es gibt eine Chance des „Verlernens". Dazu gehört, dass Sie wirklich aufhören wollen zu rauchen. Raucherentwöhnungsprogramme und -kurse, Nikotinpflaster oder -kaugummis können hilfreich sein. Nikotinverzicht ist ein entscheidender Schritt zu besserer Gesundheit, auch wenn das Gewicht zunächst etwas ansteigen sollte. Genussrauchen, z. B. zwei Zigaretten täglich oder gelegentlich ein Zigarillo oder eine Pfeife, wäre bei Vermeidung der Belästigung anderer gesundheitlich weitgehend unbedenklich. Es wird jedoch relativ selten praktiziert und ist Suchtrauchern unmöglich.

Rauchen schädigt nicht nur Lungen und Gefäße, sondern führt auch zu Bluthochdruck, Rückenschmerzen und Allergien.

Genießen kann man nur, wenn man in Maßen isst, trinkt oder raucht.

Übrigens: Lehrerinnen und Lehrer sind für Schülerinnen und Schüler auch in dieser Hinsicht Vorbilder. Missbrauch von Essen, Trinken oder Rauchen ist demnach nicht nur eine Privatsache, sondern auch eine berufliche Angelegenheit.

Mein Speiseplan für diese Woche

Montag	
Dienstag	
Mittwoch	
Donnerstag	
Freitag	
Samstag	
Sonntag	

Meine Getränke:

Mineralwasser bzw. Tee an allen Tagen; Getränk mit Alkohol: am

_____ und _____ einmal/zweimal in der Woche

Rauchen

Am besten nie; wenn ja, dann nur _____ Zigaretten am Tag, nicht

mehr als eine Schachtel in der Woche; eine Zigarre in der Woche, eine

Pfeife in der Woche

Wo nehme ich nur die Zeit her?

Etwas muss ich falsch machen. Immer diese Hetze. In den Pausen in der Schule muss ich kopieren. Dann wollen Schüler etwas von mir. Nachmittags Konferenzen über Konferenzen, Gespräche mit Eltern, Aufräumen im Chemieraum, Vorbereiten der Versuche für den nächsten Tag. Dann komme ich nach Hause, zum Abendessen, vielleicht noch die Tagesschau. Dann sitze ich wieder am Schreibtisch bis elf, zwölf Uhr und korrigiere oder bereite etwas vor. In Chemie und Biologie habe ich vier Oberstufenkurse. Das ist wirklich Arbeit. Und Samstag und Sonntag frisst die Schule auch noch einen großen Teil meiner Zeit weg. Ich lese auch noch Fachbücher und Fachzeitschriften. Freizeit? Denkste!

Josef W., 39 Jahre;
Biologie, Chemie an einer Gesamtschule

In den Schulen beobachtet man sehr häufig, dass Lehrerinnen und Lehrer ständig in Eile sind. Dieses Tempo mag in Notsituationen angemessen sein, für eine Berufsausübung, die auf Dauer ausgerichtet ist, ist es schädlich.

Eine einfache Überlegung mag Ihnen, die Sie vielleicht auch zu den Eiligen gehören, helfen, sich *die* Zeit für Ihre Berufsausübung zu nehmen, für die Sie *bezahlt* werden.

Bitte stellen Sie folgende Überlegungen an:

Wie viel Zeit brauchen Sie, um Ihre Arbeit effektiv, aber auch in Ruhe zu machen? Am besten führen Sie darüber einmal ein ganzes Jahr lang Protokoll mithilfe eines Zeitkuchens (siehe Abbildung unten). So sind Zeiten größerer und geringerer Belastung am besten berücksichtigt. Dann ergründen Sie, ob Sie die Zeit haben, die Sie bräuchten. Überprüfen Sie anschließend, wie Sie Ihr Zeitkontingent für die Berufsausübung im Wochenverlauf unterbringen. Beantworten Sie sich dann die Frage, für wie viele Stunden Arbeit Sie bezahlt werden bzw. wie viele Stunden Sie pflichtgemäß arbeiten müssen.

Dazu ein paar Anmerkungen:

Ihr Arbeitgeber bzw. Dienstherr organisiert Ihre Arbeitszeit durch die Festlegung der Pflichtstunden und der damit verbundenen Aufgaben (Konferenzen, Korrekturen, Klassenfahrten …). Damit erfüllt er seine Pflicht, Ihre Arbeitszeit – wie die der anderen Angestellten bzw. Beamten im Öffentlichen Dienst – nach Tarifvereinbarungen zu gestalten. Die Grundlage bildet dabei die Wochenarbeitszeit (um die 40 Stunden, nach Bundesländern unterschiedlich) und die Anzahl der Urlaubstage (in der Regel 30 Tage). Das heißt, dass auch Lehrerinnen und Lehrer 46 Wochen 40 Stunden arbeiten müssen. Das ist durch die Pflichtstundenzahl abgedeckt.

So kommt man im Jahr auf 1840 Stunden. Viele der Stunden sind zeitlich fest „verordnet", wie die Unterrichtsstunden, Konferenzen, Projekttage … Einen weiteren Teil der Arbeitszeit kann die Lehrkraft in einem gewissen Rahmen selbst organisieren (Vorbereitung, Fortbildung, Korrekturen usw.). Wie Sie ihn gestalten, liegt in Ihrer Verantwortung. Ob Sie in der unterrichtsfreien Zeit Stunden vorbereiten, sich fortbilden oder anderes für die Schule machen und dafür während der Schulwochen vierzig Stunden arbeiten oder ob Sie in dieser Zeit fünfzig Stunden arbeiten, dafür in der unterrichtsfreien Zeit nichts, das alles liegt bei Ihnen und Ihrem Organisationstalent.

Das ist Ihre bezahlte und abzuleistende Arbeitszeit. Einige Lehrerinnen und Lehrer arbeiten deutlich mehr, einige – man muss es der Ehrlichkeit halber sagen – deutlich weniger. Schätzungen gehen von einer Spannbreite von circa 800 Stunden im Jahr bis zu 3500 aus.

Es ist bei der Arbeitszeitgestaltung wichtig, dass Sie das gute Gefühl haben, eine ordentliche und gute Arbeit geleistet zu haben, und dass Sie darauf achten, sich im Stoßgeschäft nicht total zu verausgaben.

Man sollte das Konzept der „Work-life-balance" beachten, das eine stimmige Balance zwischen Arbeit-Familie-Freizeit propagiert, wenn das Leben gut gestaltet und geführt sein will. Es geht Menschen besser, die täglich eine Stunde haben, die nur ihnen gehört, die sie ganz für sich haben. Dabei sollte wenigstens täglich eine halbe Stunde für körperliche Aktivität, z. B. spazieren gehen, aufgewendet werden.

Es ist vorteilhaft, Dienstzeit und Freizeit strikt festzulegen und einzuhalten. Zum Beispiel: Ich arbeite nach 18.00 Uhr nicht mehr für die Schule, auch wenn ich einige Stunden noch nicht vorbereitet habe. Oder: Am Samstag und Sonntag arbeite ich nicht für die Schule, auch wenn Korrekturen drücken. Dann sollten Sie aber Ihre Wochenarbeitszeit schon eingehalten haben.

Wie Verwaltungsbeamte, die eine Stechuhr bedienen müssen, sollten Sie sich an Zeitgrenzen halten. Dies erfordert viel Selbstbeherrschung und -überwindung. Oft drängt sich Arbeit zusammen. Aber wenn ganz zum Schuljahresschluss alles ruhiger läuft, hat man, unter Ausschöpfung des vollen Zeitkontingents, Zeit für Lektüre von Fachartikeln oder Vorbereitungen für das nächste Schuljahr. Man kann sich in dieser Zeit für kommende Zeitbedrängnis vorentlasten.

Dies klingt einfach, wird aber bei Ihnen viele „Abers" hervorrufen. Manche Lehrerinnen und Lehrer vermischen ihre häusliche Arbeitszeit mit privaten Angelegenheiten: Während der Korrekturen ruft die Freundin an, und nach einer Stunde Gespräch ist man mit den Korrekturen noch nicht weiter, hat aber das Gefühl, am Schreibtisch gesessen, also gearbeitet zu haben. Mit dem Spielen mit den Kindern geht es ähnlich. So entsteht bei einigen? manchen? vielen? eine „gefühlte Arbeitszeit", die mit der tatsächlichen nicht übereinstimmt.

Wenn Sie Probleme mit der Zeiteinteilung haben, sagen Sie sich: Dienst ist Dienst und Schnaps ist Schnaps. Vornehmer ausgedrückt: Halten Sie Ihre Arbeitszeit korrekt ein; arbeiten Sie nicht zu viel, aber auch nicht zu wenig. Beginnen Sie die häusliche Arbeit mit dem Wichtigsten; Unwichtiges kann man manchmal vernachlässigen. Setzen Sie einen festen Zeitpunkt für Ihre tägliche häusliche Arbeitszeit fest: z. B. von 15.00 Uhr bis 17.30 Uhr. In dieser Zeit dürfen Sie in Ihrem Arbeitszimmer nicht gestört werden.

Das hilft!

Zeitplan

Zeichnen Sie auf dieses Kuchenschema Ihre tägliche Zeitverwendung
ein, z. B. für heute. Machen Sie morgen dasselbe usw. Führen Sie für
ein ganzes Jahr so eine Beobachtung Ihrer verbrachten Zeit durch.
Auf diese Weise können Sie ein Zeitproblem, das Sie eventuell im
Lehrberuf haben, gut in den Griff bekommen.

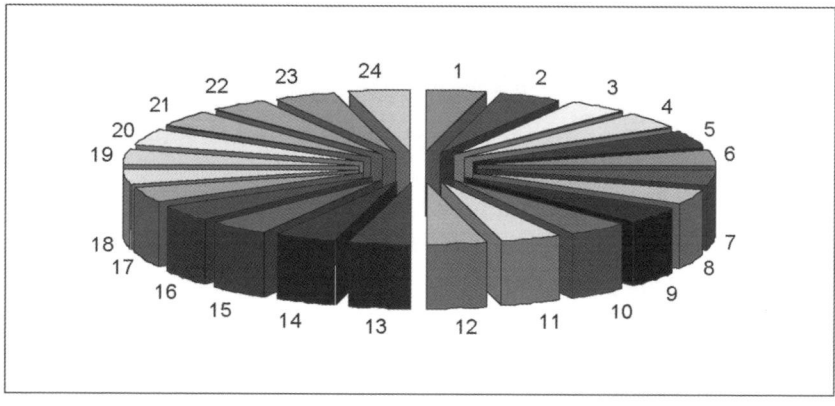

Abb. 9: Der Zeitkuchen

Ich habe fertig: Gedankenstopp

Wenn nur nicht immer die Gedanken an die Schüler wären. Ich kann einfach nicht abschalten. Auch wenn ich mich gut vorbereitet habe, denke ich immer wieder daran, wie die Stunde morgen verlaufen könnte. Dann ändere ich wieder etwas. Nie habe ich Ruhe, nie gebe ich Ruhe. Mein Mann nörgelt schon immer und sagt: Die Schule muss auch mal vorbei sein. Aber nie ist es vorbei. Dann denke ich wieder daran, wie Arno mit seinen Eltern zurechtkommt oder ob Sybille endlich von den Drogen wegkommt. Nicht zu vergessen die Bürokratie. Ich muss noch das Geld für den Kinobesuch einsammeln und einen Elternbrief schreiben ...

Karin H., 34 Jahre; Kunst, Geschichte, Sozialkunde an einer Integrierten Gesamtschule

Eine einfache Übung bringt Sie dazu, sich Ihren Gedankenstürmen zu entziehen. Wenn zu viele Gedanken auf Sie einstürmen, setzen Sie sich einfach zwei, drei Minuten hin und überlassen Sie sich ihnen. Nach dieser Zeit des emotionalen Aufgewühltseins ballen Sie einfach Ihre Hände zu Fäusten und schlagen Sie mit ihnen einmal fest und laut hörbar auf den Tisch (oder ein anderes Objekt, das nicht zerbrechlich ist und laut schallt) und rufen „Stopp!". Fühlen Sie dann der Wirkung nach. Der (kleine) Schock unterbricht den Mahlstrom Ihrer Gedanken und gibt Ihnen die Chance, sich anderen Dingen zuzuwenden. Auch bei dieser Übung[1] setzt die Wirkung erst nach mehrmaliger Anwendung ein.

---

[1] Siehe: http://www.vnr.de/vnr/selbstorganisationerfolgsstrategien/selbstmanagement/praxistipp_09673.html, 29.04.2008, siehe auch: http://www.psych.uni-goettingen.de/teaching/material/liebeck/Gedankenstopp.pdf?lang=de; 29.04.2008 Hier wird die Anwendung vom Therapeuten gesteuert, der „Stopp" ruft. Siehe auch: Reddemann, Luise: Eine Reise von 1000 Meilen beginnt mit dem ersten Schritt. Seelische Kräfte entwickeln und fördern. Freiburg 2007, S. 84–88.

Diese Übung sollte aber, um ihre volle Wirksamkeit zu entfalten, in weitere Überlegungen eingebettet sein.

Setzen Sie sich Grenzen. Lassen Sie sich nicht von dem Sog der Lehrtätigkeit in einen Strudel hineinreißen, sondern grenzen Sie sich und Ihr Privatleben davon ab. Immer wenn diese Grenze zu zerfließen scheint, wenn Sie z. B. abends mit den Kindern spielen und Sie an die Schule denken, machen Sie diese Gedankenstopp-Übung. Für diese Grenzziehung braucht man einen gewissen Kampfgeist. Eine „gesunde Wut" weckt in Ihnen die Kraft und Aggressivität, die nötig ist, um sich das Unangenehme und zu diesem Zeitpunkt Unpassende vom Leibe zu halten. Und dazu müssen Sie lernen, „Nein!" und „Stopp!" zu sagen.

Beobachten Sie in den nächsten drei Wochen, wann Ihre Gedanken außerhalb der Dienstzeit zur Schule schweifen. Schreiben Sie auf, was Sie getan haben, als dies geschah. Welche Gedanken haben Sie abgelenkt? Waren diese wichtig oder überflüssig? Wäre es auch ohne diese Gedanken gegangen? Was war Ihnen in diesem Augenblick wichtig? Wie wirkte das „Stopp!"?

Überlegen Sie, wann Sie in Ihrem Leben versäumt haben, „Nein!" zu sagen. Warum war das so? Welche Wirkungen hatte das auf Sie, auf andere? Bereiten Sie sich rechtzeitig vor, „Nein!" zu sagen, wenn Sie den Verdacht haben, Schülerinnen oder Schüler, Eltern, Kollegen oder die Schulleitung könnten mit einer „Bitte" an Sie herantreten, die Sie eigentlich nicht erfüllen wollen oder können. Sagen Sie „Nein!"

Und noch etwas: Schließen Sie jeden Tag Ihre Tätigkeit für die Schule mit einem „Stopp!" ab oder dem Spruch: „Ich habe fertig!"

5 - 4 - 3 - 2 - 1: Einübung von Konzentration

Wenn ich dann mit den Korrekturen und den Vorbereitungen fertig bin und mich erholen möchte, dann fangen meine Gedanken an, um den morgigen Tag zu kreisen. Ich denke dann immer an die Deutschstunde in der neunten Klasse oder an das Gespräch mit den Eltern von Sven oder daran, dass ich morgen unbedingt eine Liste mit den Fahrschülern machen muss. Wenn ich dann im Bett liege, kann ich nicht einschlafen. Meine Gedanken beschäftigen sich immer mit allem, was passiert ist: Ich spüre meinen Ärger über Juliane, die mit mir über ihre Drei in Geschichte gestritten hat, oder ich mache mir Sorgen über Christian, der nur unregelmäßig in die Schule kommt. So beschäftige ich mich den ganzen Tag und auch nachts nur mit Schule, Schule, Schule ...

Helene D., 45 Jahre; Deutsch, Geschichte, Philosophie an einem Gymnasium

Solche und ähnliche Klagen hört man immer wieder von Lehrerinnen und Lehrern. Es ist verständlich, dass viele von ihnen nach den Hochleistungsanforderungen im Unterricht Zeit brauchen, ihre Anspannung „herunterzufahren". Dies gelingt vielen nicht in angemessenem Maße. Es ist ja auch schwierig, denn am Nachmittag muss man sich erneut auf den Schulbetrieb konzentrieren.

Es erfordert ein wenig Selbstkontrolle, sich den andrängenden Gedanken an Schülerinnen und Schüler und Unterricht zu entziehen. Die folgende Übung kann Ihnen dabei helfen, diesem Sog nicht zu erliegen.

Setzen Sie sich einige Minuten ruhig und untätig auf einem Stuhl. Richten Sie dann Ihren Blick auf einen Punkt oberhalb der Augenhöhe, z. B. auf eine Wand, in den Garten oder ... Achten Sie auf Ihren

Atem. Atmen Sie ruhig ein und aus. Während Sie einen Punkt oberhalb der Augenhöhe fixieren, nennen Sie fünf Gegenstände[1], die Sie
gerade sehen. Sind es weniger Gegenstände, so nennen Sie einen
zweimal oder dreimal. Nach den Gegenständen zählen Sie die Geräusche auf, die Sie gerade hören. Danach nennen Sie fünf körperliche
Wahrnehmungen.

Wenn Sie die fünf Gegenstände, die fünf Geräusche und die fünf körperlichen Wahrnehmungen benannt haben, dann machen Sie dasselbe
mit vier Gegenständen, vier Geräuschen und vier körperlichen Wahrnehmungen. Anschließend mit drei, zwei, einem. Wenn Sie sich ver-
zählen, macht das nichts. Auch Wiederholungen sind möglich. Wichtig ist nur, dass Sie durch diese Übung eine möglichst große Distanz zu
den andrängenden Gedanken herstellen.

Hier ein Beispiel:

Ich sehe das Fenster, ich sehe das Bild, ich sehe den Bilderrahmen, ich
sehe den schwarzen Fleck an der Wand, ich sehe den Baum vor dem
Fenster, dessen Blätter sich im Winde bewegen.

Ich höre einen vorbeifahrenden Lastwagen, ich höre das Rauschen
der Heizung, ich höre Musik aus dem Nachbarzimmer, ich höre ein
Flugzeug, ich höre Stimmen von Menschen.

Ich spüre meine Füße auf dem Boden, ich spüre meinen Rücken, ich
spüre einen Juckreiz, ich habe das Gefühl, niesen zu müssen, ich spüre
meinen Hunger.

Dann viermal, dreimal, zweimal, einmal ähnliche oder gleiche
Beobachtungen.

Die Übung dauert etwa fünf Minuten. Wenn Ihnen die Gedanken an
die Schule unangenehm werden, machen Sie diese Übung!

---

[1] Zobel, Martin (Hrsg.): Traumatherapie. Eine Einführung. Bonn 2006, S. 39.

Der sichere Ort

Sicherlich, ich bin ein religiöser Mensch. Wenn mich Probleme pla-gen, gehe ich in eine Kirche und setze mich einfach auf eine Bank. Dann lasse ich den großen Raum auf mich wirken, die Stille und auch die gedämpften Geräusche von außen. Wenn ich so dasitze, spüre ich, wie mich eine große Ruhe überkommt, beinahe wohltuend schmerz-haft sickert die Ruhe in meinen Körper. Dann schaue ich zum Altar, ich betrachte die Heiligenfiguren, die Glasfenster, ohne zu beten, ein-fach nur so, ohne Absicht. Meine Atmung wird tiefer und kräftiger; ich fühle mich dann einfach wohler.

Clemens V., 55 Jahre; katholische Religion, Deutsch an einer Haupt- und Realschule

In unserer säkularisierten Zeit von einem „heiligen Ort" zu reden, ist sicher befremdlich. Wenn man aber bedenkt, dass sich alle Kulturen solche Orte geschaffen haben, um sich dort von der täglichen Erfah-rung von Streit, Ungerechtigkeiten, Katastrophen, Lebensbrüchen und Niederlagen zu erholen, dann erscheint diese Idee nicht so weit hergeholt.

Mit diesem „heiligen Ort" schufen sich die Menschen einen Kosmos, der ihnen durch Ordnung und Sicherheit Kraft gab, das unberechen-bare Leben zu meistern. Kirchen können solche Orte sein, aber auch Häuser, Friedhöfe, Museen, Parkanlagen …

Was Sie als „heiligen Ort" ansehen, ist allein Ihre Angelegenheit.

Listen Sie bitte drei Orte auf, für die die Beschreibung zutrifft. Be-schreiben Sie bitte auch das Besondere, was diesen Ort „heilig" macht. Wir schlagen vier Aspekte vor, die beachtet werden können. Fügen Sie noch weitere hinzu.

Ort	Farben	Gerüche	Geräusche	Dinge
Bank am Waldrand	Grün	Heuduft	Rauschen des Windes	Berge in der Ferne

Wenn Sie keine Gelegenheit haben, einen „heiligen Ort" aufzusuchen oder Ihnen diese Vorstellung zu religiös ist, hilft Ihnen folgende Übung, die unter dem Titel „sicherer Ort" bekannt ist.

Der sichere Ort[1]

Nehmen Sie eine bequeme Stellung ein und schließen Sie die Augen. Stellen Sie sich einen Ort vor, an dem Sie sich wohl, sicher und geborgen fühlen. Wie sieht dieser Ort aus? Wie groß ist er? Wo sind seine Grenzen? Gibt es Wände? Aus welchem Material bestehen sie? Welche Farbe haben sie? Ist der Ort in der Natur? Ein Wald? Eine Wiese? Ein Garten? Welche Gegenstände sehen Sie? Gibt es Tiere oder andere Lebewesen in ihm? (Menschen sollten sich nicht darin befinden. Der Raum ist nur für Sie bestimmt.) Was können Sie an dem „sicheren Ort" hören? Lauschen Sie den Geräuschen oder Melodien nach. Was können Sie riechen? Atmen Sie die Düfte tief ein. Welchen Geschmack haben Sie auf der Zunge? Wie fühlt sich Ihre Haut an?

Wenn Ihnen etwas unangenehm ist, ändern Sie es einfach.

---

[1] Küstenmacher, Werner Tiki/Seiwert, Lothar J.: Simplify your life. München 2008, S. 389 ff.; Huber, Michaela: Wege der Trauma-Behandlung, zwei Bände, Paderborn 2003/2006, hier Band II, S. 105 ff.

Spüren Sie mit allen Sinnen dem nach, was diesen Raum, Ihren „sicheren Ort", für Sie so bedeutsam macht; genießen Sie das Wohlbehagen, die positiven Empfindungen, die Ruhe, das Sicherheitsgefühl und lassen Sie es tief in Ihre Seele dringen.

Wenn Sie den „sicheren Ort" verlassen wollen, beenden Sie die Übung mit einem tiefen Atemzug, dem Strecken Ihres Körpers und dem Öffnen der Augen.

Diese Übung hat den Vorteil, dass Sie sie praktisch überall machen können, wenn Sie einige Minuten unbeobachtet sind. Die Übung wirkt in jeder Situation. Machen Sie sie in der Anfangszeit häufiger (drei Wochen einmal täglich).

Denken Sie aber auch über Ihre Vorstellung nach: Warum habe ich diesen Ort gerade so und nicht anderes gestaltet? In welcher Verbindung steht er zu meinem bisherigen Leben? Welche Ziele in meinem Leben sind in diesem „sicheren Ort" zu finden? Was muss ich tun, um alle diese Empfindungen, die ich am „sicheren Ort" habe, auch im Alltag zu haben?

Über dem Eingang des Apollotempels in Delphi, also auch eines heiligen, sicheren Ortes, stand der Spruch: „Erkenne dich selbst!" So birgt auch diese Übung einen guten Weg zur Selbsterkenntnis.

Bildschirmtechnik und Probehandeln

Nach einer Unterrichtsstunde, in der etwas schief gegangen ist, taucht vor meinem inneren Auge immer wieder diese ver... Situation auf. Ich werfe mir vor, dass ich etwas falsch gemacht habe. Dann schäme ich mich – vor mir und vor meinen Schülern. Immer wieder sehe ich mich das Wort „Agressivität" mit nur einem g falsch anschreiben. Ich höre Frederik spöttisch sagen: „Frau W., schreibt man Aggressivität nicht mit zwei g?" Dann lacht die Klasse. Ich spüre noch Stunden danach, wie ich bei der Erinnerung daran rot werde. Oder: Ich habe Angst, ein Gedicht vorzutragen, weil ich mich einfach zu gehemmt fühle, emotional zu werden. Manchmal habe ich auch Angst, in die Klassen zu gehen. Ich habe gehört, dass ein Kollege jahrelang krankgeschrieben wurde, weil er eine Phobie vor Schülern hatte. Manchmal verstehe ich das.

Christiane W., 45 Jahre; Deutsch, Geschichte an einer Realschule

Um die Erinnerung an solche peinlichen Szenen besser verarbeiten zu können, aber auch um durch Vorwegnahme („Probehandeln") kommende schwierige Situationen durchzuspielen, machen Sie folgende Übung[1]:

Setzen Sie sich bequem auf einen Stuhl oder in einen Sessel. Stellen Sie sich vor, dass in angenehmer Entfernung Ihnen gegenüber ein Fernsehapparat mit DVD- oder Videoplayer steht, den Sie mit einer Fernbedienung folgendermaßen manipulieren können: abspielen, stopp, rückwärts laufen, vorwärts laufen, schnell vorwärts bzw. rückwärts, Zoom-Funktion. Sie können auch die Farbe auf schwarz/weiß umstellen und den Ton ein-/ausschalten.

---

[1] Bildschirmtechnik siehe: Huber, Michaela: Wege der Trauma-Behandlung, Band II. Paderborn 20006, S. 213 ff.

Lassen Sie sich genügend Zeit, um sich diesen mentalen Fernsehapparat deutlich vorzustellen („einzurichten"). Wie groß ist er? Welche Farbe hat er? Aus welchem Material ist er?

Legen Sie dann (in Gedanken) eine Kassette oder eine DVD ein, auf der „Szenen aus meinem Leben" gespeichert sind, z. B. die peinliche Szene, die Frau Cristiane W. oben schildert.

Sie können mit dieser Szene nun machen, was Sie wollen: Lassen Sie sie ohne Ton abspielen. Lassen Sie sie rückwärts ablaufen. Zoomen Sie auf den Schüler Frederik. Wechseln Sie in schwarz/weiß, ...

Alle diese Möglichkeiten dienen dazu, sich emotional von dem „bedrückenden" Ereignis zu distanzieren. Ziel ist es, dass Sie möglichst ohne innere Erregung an diese Szene denken können. Lassen Sie sich dabei Zeit. Es kostet Sie weniger Zeit, diese Übung zu machen, als sich tagelang immer wieder dem auftauchenden Ärger oder der Scham auszusetzen und darüber ins Grübeln zu geraten.

Wenn diese Übung für Sie unangenehm wird, brechen Sie sie ab und legen Ihre Hand auf den Bauch, um Ihren Atem zu spüren. Oder stehen Sie auf und gehen umher. Oder machen Sie die Übung 5-4-3-2-1.

Wichtig ist, dass Sie von dem negativen Ereignis oder den Gedanken daran Abstand gewinnen und dass Sie zu sich selbst finden.

Übrigens:

Diese „Bildschirmtechnik" eignet sich auch hervorragend zur Vorbereitung von Stunden bzw. schwierigen Gesprächen und Situationen. Richten Sie sich den Bildschirm wie oben ein und lassen den Beginn der geplanten Unterrichtsstunde einfach ablaufen. Dann werden Sie merken, wie Sie allmählich in die Situation hineingleiten und, da Sie die Klasse ja kennen, schon jetzt Schwierigkeiten oder auch Höhepunkte einer Stunde vorwegnehmen und gestalten können.

Damit erahnen Sie mögliche Schwierigkeiten und können Prophylaxe betreiben. Dass dieses Probehandeln Ihr Auftreten vor der Klasse auch „sicherer" macht, ist ein schöner Nebeneffekt.

Durch Distanzierung gewinnen Sie Souveränität.

Networking: Hilfst du mir, helf' ich dir!

Gemeinsam statt einsam! Das ist mein Wahlspruch. Früher war ich Einzelkämpfer. Beachtete die Kollegen kaum. Machte alles selber: Stundenvorbereitung, Projekte, Klassenfahrten ... Das nervt, kostet viel Kraft und ist wenig effektiv. Dann fand sich eine Gruppe zusammen. Wir vier Kollegen bereiteten Unterricht gemeinsam vor, tauschten Materialien aus, gaben auch gemeinsam Unterrichtstunden, in denen wir Klassen bei geeigneten Themen zusammenlegten – Vorlesung nannten wir das –, entwickelten und schrieben gemeinsam Klausuraufgaben usw. Nicht nur, dass wir, von den Kollegen eifersüchtig Vierer-Bande genannt, uns gegenseitig anstachelten, uns auch Arbeit abnahmen, besseren Unterricht machten, nein, wir hatten auch noch Vergnügen an der Zusammenarbeit. Der Schulleiter stellte uns ein Kabuff in der Schule zur Verfügung, das wir zu einer „Arbeitshöhle" machten. Dort saßen wir dann und arbeiteten. So machte mir dann nach den langen ermüdenden Jahren des Einzelkämpfertums die Schule auch wieder Freude.

Walter Z., 54 Jahre; Mathematik und Physik an einem Gymnasium

Oft beklagen sich Lehrerinnen und Lehrer über die Einsamkeit des Einzelkämpfertums. Sie geben dies auch häufig als Grund für den Burn-out an. Aber sie pflegen dieses Einzelkämpfertum auch, indem sie Chancen zur Zusammenarbeit nicht nutzen.

Manche parken das Auto mit der Schnauze nach vorne, um möglichst schnell das Schulgelände verlassen zu können, wie bösartige Zungen immer wieder behaupten. Dass man den Ort vieler Frustrationen gerne schnell verlassen möchte, ist verständlich. Man kann aber diesen Ort auch zu einem Ort der Begegnungen machen, sich ein Netzwerk von positiven Beziehungen zu Menschen in der Schule aufbauen und sich dort wohlfühlen.

Das Networking ist ein neuer Begriff für Altbekanntes: Man braucht
Freunde, mit denen man reden kann und die einem helfen.

Will man das „Moderne" im Networking herausarbeiten, so stellt Networking die bewusste und taktisch ausgeklügelte Gestaltung sozialer
Beziehungen in den Vordergrund. Nicht (nur) eine Wahlverwandt-
schaft gestaltet die sozialen Beziehungen, sondern eine Interessenge-
meinschaft. Die Netzwerkteilnehmer vereinen sich zu gegenseitigem
Nutzen und zur gegenseitigen Hilfe. Dies ist für manche eine dringli-
che Voraussetzung für das (Über)Leben in einer so fragmentierten
und komplexen Gesellschaft, in der die Anforderungen an den Einzelnen von unterschiedlichen Seiten immer mehr intensiviert werden.
Um das abfedern zu können, sind Netzwerke, die man auch als
(groß)familienähnliche soziale Gruppen ansehen kann, nötig.

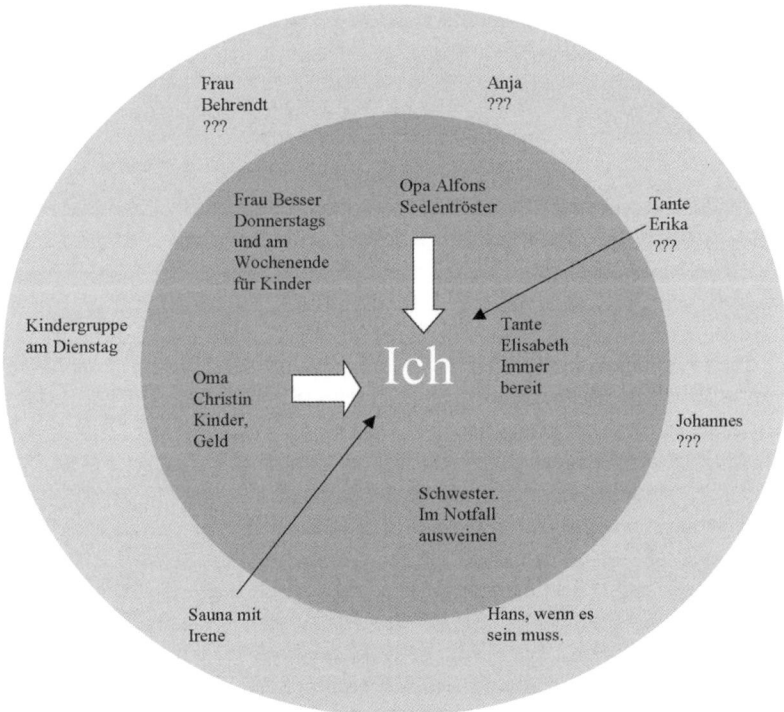

Abb. 10: Mein privates Netzwerk

Gestalten Sie grafisch Ihr(e) Netzwerk(e), indem Sie einen inneren Kreis mit besonders „nahen" Freunden, Bekannten, Verwandten bilden, und einen äußeren Kreis mit Kolleginnen und Kollegen, Bekannten, Nachbarn usw.

Zeichnen Sie ein ähnliches Modell auf ein großes Blatt und füllen Sie in die Kreise Namen und Funktion der Person ein. Ziehen Sie Striche zwischen den Personen mit ähnlichen Funktionen. Markieren Sie durch die Dicke der Striche die Wichtigkeit der Verbindung zum Ich. So verschaffen Sie sich einen guten Überblick über Ihr Netzwerk. Kontrollieren Sie nach einiger Zeit, ob dieses Modell noch gültig ist.

Zeichnen Sie auch ein ähnliches Modell nur für den beruflichen Bereich. Stellen Sie dadurch fest, mit welcher Kollegin oder welchem Kollegen Sie gerne bei welchen Aufgaben zusammenarbeiten wollen.

Pflegen Sie diese Beziehungen, denn sie könnten hilfreich sein.

Leichter unterrichten

Unterricht zur Erholung

In meinen ersten Jahren als Lehrerin habe ich den Fehler gemacht zu glauben, ich müsse im Unterricht immer alles selber machen. Ich habe die Fragen gestellt und sie meistens selber beantwortet, weil die Schüler mir nicht schnell genug waren; Tafelanschriebe habe ich selber gemacht, vorgelesen habe ich, auch wenn es nur Abschnitte aus einem Buch waren; ich habe ellenlange Vorträge in der festen Überzeugung gehalten, dass die Schüler doch alles wissen müssten, was ich ihnen sage. War natürlich ein Aberglaube. Ich hatte in meiner Schulzeit solche Lehrer, die dauernd in Aktion waren, und habe ganz automatisch das gemacht, was sie mir vorgemacht haben. Auch wenn ich im Studienseminar anderes gehört habe, Methodenwechsel, andere Sozialformen und so ... Bis zur Prüfung hält das, dann vielleicht auch noch einige Zeit, und dann verfällt man in den Trott, den man als Schülerin „genossen" hat. Bei mir war das wenigstens so. Und viele meiner Kollegen unterliegen ebenfalls dieser Hektik und Überforderung und stecken sich damit gegenseitig noch an.

Franziska K., 42 Jahre; Mathematik, Biologie an einer Gesamtschule

Schön schildert Frau K. einen Trieb, der Lehrerinnen und Lehrer seit Jahrhunderten beherrscht: alles selbst zu tun und vorzumachen, die Schülerinnen und Schüler nachmachen und üben zu lassen. Mit der moderneren Pädagogik (etwa von Maria Montessori) änderte sich das Lehrerbild. Die Forderung von Schülerinnen und Schülern war: „Hilf mir, es selbst zu tun". Die Lehrperson moderiert.

Damit sind die Lehrerin und der Lehrer der Sisyphus-Arbeit des ständigen Anführens, Kontrollierens und Darstellens enthoben. Die heutige Lehrerrolle ist von der Ansicht geprägt, dass Schülerinnen und Schüler überwiegend durch Selbsttätigkeit etwas lernen. Die Lehrerin und der Lehrer können sich auf die Rolle eines Moderators, Beraters,

Coachs, oder wie immer man diese Rollen bezeichnen will, „zurück-
ziehen".[1] Das bedeutet nicht, dass sie die Führung völlig aufgeben.
Für den gesamten Unterrichts- und Erziehungsprozess in der Schule
tragen sie die Verantwortung. Manche Situationen erfordern gerade-
zu Führung.

Meine Aktivitäten

Schreiben Sie nieder, welche Tätigkeiten Sie als Lehrerin oder Lehrer
im Unterricht heute oder am gestrigen Tag gemacht haben.

1.	2.
3.	4.
5.	6.
7.	8.

Schreiben Sie nun auf, welche dieser Tätigkeiten auch Schülerinnen
oder Schüler hätten machen können.

1.	2.
3.	4.
5.	6.
7.	8.

---

[1] Siehe dazu: Meyer, Hilbert: Was ist guter Unterricht?. Berlin 2004, S. 23 ff./167;
Rohnstock, Dagmar: Zeit- und Selbstmanagement für Lehrende. Berlin 2007,
S. 41 ff.; Schaarschmidt, Uwe/Kieschke, Ulf (Hrsg.): Gerüstet für den Schulalltag.
Psychologische Unterstützungsangebote für Lehrerinnen und Lehrer. Weinheim/
Basel 2007, S. 22 ff.

Durch die Wandlung der Lehrerrolle werden Lehrerinnen und Lehrer auch kräfte- und anstrengungsmäßig entlastet, vor allem von der Einseitigkeit der Belastung. Mit der Formel „Alles, was Schüler machen können, sollen sie auch machen" delegiert der Unterrichtende Aufgaben an die Schülerinnen und Schüler. Manche Kolleginnen und Kollegen erklären dabei allerdings, dass sie ein schlechtes Gewissen hätten, wenn sie nicht dauernd rührig wären. Vielleicht wird das auch von manchen Vorgesetzten so gesehen. Aber die Entwicklung geht einen anderen Weg: Der Arrangeur von gutem Unterricht garantiert einen guten Unterrichtserfolg.

Wichtig ist der Lernerfolg der Schülerinnen und Schüler, nicht das Stressniveau der Lehrerinnen und Lehrer.

Planen Sie also Unterricht nach bestimmen Rhythmen, die Ihrem biologischen Rhythmus und dem der Schülerinnen und Schüler angemessen sind:

Abwechslung von kreativen, kognitiven und motorischen Unterrichtssequenzen; Abwechslung der Unterrichtsmethoden (Stillarbeit, Gruppenarbeit, Schülerpräsentation, Partnerarbeit, Stationenbetrieb ...); Einsatz unterschiedlicher Medien; Beachtung von Spannungs- und Entspannungssequenzen ...

Wenn Sie frisch und erholt aus dem Unterricht kommen, dann haben Sie den Unterricht für sich und die Schülerinnen und Schüler richtig geplant und durchgeführt. Denken Sie an das (Gesundheits-)Muster G!

Gesunde Lehrerinnen und Lehrer balancieren Erziehungsansprüche, Unterrichtsansprüche und gesellschaftliche Ansprüche mit ihren und den Ansprüchen der Lernenden aus.

Von Schülerinnen und Schülern lernen – und mit ihnen

Am Anfang meiner Berufstätigkeit kam ich mir vor, als würde ich dreißig Schüler in einem großen Sack hinter mir herziehen. In dem Sack toben und schreien sie, verprügeln sich und wollen mit mir nichts zu tun haben. Ich zog und schleppte die Bagage bis zur totalen Erschöpfung. Dann ließ ich sie aus dem Sack, und siehe da: Sie kamen zu mir und wir redeten und planten und machten guten Unterricht. Natürlich toben und schreien und verprügeln sie sich immer noch, aber selten; und der Unterricht geht mir leichter von der Hand. Wenn man sie mitreden und mitbestimmen lässt, wird Unterricht zur reinen Freude, meistens jedenfalls.

Sylvie H., 37 Jahre;
Biologie, Mathematik an einer Realschule

Die Angst von Lehrerinnen und Lehrern in der Schule ist ein Thema, das viele meiden, denn es bereitet Unbehagen, sich eingestehen zu müssen, dass man Angst hat. Das wäre ja eine Schwäche, die man nicht erkennen will.

Rainer Winkel[1] stellt verschiedene Ängste dar:

- Versagensangst, Fehler zu machen oder zu scheitern,

- Konfliktangst (-scheu), weil man Streit vermeiden will,

- Herrschaftsangst vor Direktor, Schulverwaltung, Eltern und Schülerinnen und Schülern,

- Angst vor eigenen „Schattenseiten" (Aggressionen, sexuelle Fantasien, Abneigungen),

- Existenzangst, gekündigt, strafversetzt oder geschnitten zu werden,

- Angst vor bestimmten Personen (Direktor, einem „schwierigen" Schüler, besserwisserischen Eltern),

---

[1] Überblick in Anlehnung an: Winkel, Rainer: Angst in der Schule. Essen 1979.

- Strafangst, etwa die Sympathie von Klassen, Kolleginnen und Kollegen usw. zu verlieren,

- neurotische Ängste, die eine Rolle in der eigenen Lebensgeschichte spielen und auf die Schule projiziert werden.

Alle diese möglichen Ängste, wenn sie im Übermaß vorhanden sind, schädigen die Gesundheit. Auch Schülerinnen und Schüler haben Ängste, die denen der Lehrerinnen und Lehrer ähneln. Das sozialpsychologische Phänomen, dass sich diese Ängste beider gegenseitig hochschaukeln, kann man oft beobachten.

Was kann man dagegen tun?

Ängste helfen einen zu erkennen, wenn man gewisse Grenzen überschreitet. Dieses Warnsignal sollte man beachten. Hat z. b. ein Lehrer Angst, in eine Klasse zu gehen, dann mahnt die Angst ihn, den Unterricht und das Verhältnis zur Klasse zu ändern, zu verbessern.

Die wichtigste Erkenntnis ist, dass man nur *mit* einer Klasse, nicht *gegen* sie unterrichten kann. Man muss die Schülerinnen und Schüler einfach in den Unterricht, seine Planung und Durchführung, integrieren.

Dazu gibt es viele Möglichkeiten.

Die wichtigste ist, eine gewisse Offenheit gegenüber den Schülerinnen und Schülern zu zeigen. Man muss ein Verhältnis zu den Klassen aufbauen, das den Schülerinnen und Schülern die Sicherheit gibt, ihre Ängste und Sorgen äußern zu können. Das gilt auch für Lehrerinnen und Lehrer, die ebenfalls ihre Ängste und Sorgen mit den Klassen besprechen können müssen. Natürlich ist das kein Plädoyer für „Seelenstriptease". Der Rosenkrieg eines Lehrers gehört nicht in das Klassenzimmer! Auch die Familientragödie einer Schülerin nicht. Aber alle Gefühle und Gedanken, die mit Unterricht und Schule etwas zu tun haben, schon.

Ein wichtiges Mittel zu Herstellung einer gewissen Offenheit und Vertrautheit ist der Morgenkreis[2]. Institutionalisieren Sie als Klassen-

---

[2] Dieser Begriff ist etwas altmodisch. „Gruppensitzung" passt besser und knüpft an Gruppendynamik oder Balintgruppen an.

lehrerin oder Klassenlehrer jeden Montag eine solche Gruppensitzung, in der Schülerinnen und Schüler und Sie alles, was Schule betrifft, offen ansprechen.

Reden Sie zu Beginn des Schuljahres mit den Schülerinnen und
Schülern über die Vorstellung gemeinsamen Unterrichts. Folgendes
Schema bildet eine Grundlage dafür. Jede Frage sollte mit einem
kurzen Satz beantwortet werden. Dabei werden nur die positiven
Seiten angesprochen, denn dieses Schema dient der Anbahnung einer
guten Verständigungsgrundlage.

Mein Verhältnis zum Beruf

Warum ich Lehrerin/Lehrer ge-worden bin.	
Warum mir mein Fach/Fächer ge-fällt/gefallen.	
Warum ich Kinder gerne habe.	
Warum ich gerne mit Menschen zusammen bin.	
Wie ich mir Unterricht vorstelle.	

Die Schülerinnen und Schüler füllen folgendes Schema aus:

Mein Verhältnis zur Schule

Warum ich gerne in die Schule gehe.	
Warum ich gerne lerne.	
Was ich von meiner Lehrerin / von meinem Lehrer erwarte.	
Wie ich mir Unterricht vorstelle.	
Was ich gerne in der Schule tun würde.	

In einer längeren Gruppensitzung werden die ausgefüllten Bögen besprochen. Sie bilden den Ausgangspunkt für die weitere Gestaltung des Schuljahres und legen eine gute Grundlage für eine Feedbackkultur. Diese dient dazu, dass alle Probleme, die im Laufe eines Schuljahres auftreten, vertrauensvoll und offen besprochen und gelöst werden.

Und weiter? Wenn man die Schülerinnen und Schüler in die Schulgestaltung miteinbezieht, sehen sie es als ihre Sache an, eine gute Schule zu besuchen – und tun dafür etwas. Und Sie lernen von den Schülerinnen und Schülern und mit den Schülerinnen und Schülern, guten Unterricht zu machen und eine gute Schule einzurichten.

Rollensicherheit

*Also, ich weiß, was ich will: Ruhe im Unterricht. Und das setze ich
auch durch. Wenn ein Schüler stört, spreche ich ihn sofort an. Das
hilft. Und dann abfragen, abfragen, abfragen. Ich bin ein strenger
Lehrer, aber auch gerecht. Das sagen alle Schüler. Wer etwas lernen
will, braucht Ruhe und Konzentration. Dafür sorge ich. Eigentlich
verstehen das die Schüler ja auch. Viele sagen, dass sie bei mir viel
mehr lernen als bei anderen Kollegen. Ich erkläre den Schülern die
Regeln am Beginn des Jahres. Das sehen sie dann auch ein und finden
es gut. Aber manchmal schlagen sie halt auch über die Stränge. Ist
nicht so schlimm, wenn sie bald wieder zum ruhigen Arbeiten zurück-
finden.*

Kurt B., 38 Jahre;
Mathematik, Physik an einer Gesamtschule

Man kann drei Lehrertypen unterscheiden. Die drei Typen kommen
bei den Schülerinnen und Schülern etwa gleich gut an. Die Ausgestal-
tung der Lehrerrolle[1] soll eindeutig, kontinuierlich, berechenbar sein
und nicht heute so, morgen anders. Das stört Schülerinnen und Schüler und verleitet sie, ihre Verwirrung lautstark zu äußern. Oft produ-
zieren Lehrerinnen und Lehrer mit einem ständig wechselndem Auftreten die gefürchteten Unterrichtsstörungen selbst.

Allen drei Typen ist die Erkenntnis gemeinsam, dass Unterricht bei
guten Beziehungen und in guter Grundstimmung am besten gelingt.

Einen Lehrertyp nennen wir den „Kommunikator": Er berücksichtigt
besonders die Beziehungs- und Persönlichkeitsebene, gewährt Schülerinnen und Schülern Freiräume, verstärkt soziales Lernen, signali-
siert den Schülerinnen und Schülern Wertschätzung, ist humorvoll
und selbstkritisch.

---

[1] Siehe Lohmann, Gert: Mit Schülern klarkommen. Professioneller Umgang mit Unterrichtsstörungen und Disziplinkonflikten. Berlin 2003, S. 36–50.

Der „Wissenschaftler" stellt das fachliche Lernen in den Vordergrund des Unterrichts, beherrscht sein Fach souverän, tritt sachlich und zuverlässig auf, organisiert seinen Unterricht logisch und transparent, stellt Lebensweltbezüge her, weiß auch Besonderheiten aus seinem Fachgebiet und fördert Schülerinnen und Schüler durch interessante Aufgaben.

Der „Ordnungshüter" achtet auf Disziplin, stellt klare Verhaltensregeln auf, deren Einhaltung er auch kontrolliert und deren Übertretung er sanktioniert, reagiert auf Störungen sofort und gibt den Schülerinnen und Schülern Rückmeldungen, informiert die Eltern und wendet sich an die Vernunft und Einsicht der Schülerinnen und Schüler.

Je nach Persönlichkeitsstruktur überwiegen bei jeder Lehrerin und bei jedem Lehrer Merkmale eines Typs. Wenn man sich dessen bewusst ist, kann man dieses Rollenrepertoire verfestigen und ausbauen. Natürlich kommen auch Anteile aus den beiden anderen Rollentypen vor, aber sie sind dem dominierenden untergeordnet.

Wenn Sie sich über Ihren Rollentyp klar geworden sind, machen Sie sich eine Liste der wichtigsten Verhaltensweisen, die Sie sich bewusst zuschreiben, und schätzen Sie sie auf der Dreier-Skala ein.

Einschätzskala Lehrerverhalten aus Sicht der Lehrerin oder des Lehrers

Verhaltensbeschreibung	positiv	neutral	negativ
Ich bin an den Schülerinnen und Schülern persönlich interessiert und zeige ihnen das.			

Es gibt viele Items, die Sie sich ausdenken können, fünfzehn reichen.

Geben Sie nun den Schülerinnen und Schülern die Aufgabe, so eine Verhaltensbeschreibung für Sie aus ihrer Sicht in Gruppenarbeit anonym zu erstellen und auszufüllen.

Einschätzskala Lehrerverhalten aus Sicht der Schülerinnen und Schüler

Verhaltensbeschreibung	positiv	neutral	negativ
Er/Sie kommt immer freundlich zum Unterricht.			

Werten Sie Ihre Skala und die der Schülerinnen und Schüler für sich und mit der Klasse aus.

Sie bekommen dann eine gute Rückmeldung, wie Ihr Selbstbild mit dem Bild, das Schülerinnen und Schüler von Ihnen haben, übereinstimmt bzw. differiert. Vielleicht finden Sie dann auch Ursachen für (eventuelle) Misshelligkeiten mit dieser Klasse.

Zugleich zeigen Sie den Schülerinnen und Schülern Vertrauen und können eine Diskussion auf einer Metaebene beginnen. Dies ist hilfreich, damit man nicht im Ping-Pong-Spiel von Vorwurf und Gegenvorwurf bleibt (Ihr seid zu laut! – Ihr Unterricht ist zu langweilig!), sondern durch Überdenken der Situation Möglichkeiten der Abhilfe schafft.

Erfahrungsgemäß funktioniert ein offenes Gespräch mit den Schülerinnen und Schülern meistens sehr gut und kann helfen, negative Stimmungen und Belastungen aus dem Schulalltag zu verbannen.

Denken Sie an sich!

Man kann den ganzen Nachmittag darüber nachdenken, warum der Unterricht schiefgegangen ist. Natürlich kann man sich stundenlang über das Verhalten von Anja ärgern. Besonders aufregend ist es, sich immer wieder vor Augen zu halten, dass der Kollege Meyerfeldt, der immer nur Aktivität vortäuscht, wenn der Chef in der Nähe ist, zum stellvertretenden Direktor befördert wurde.

Es verursacht immensen Ärger, wenn man sich ständig vor Augen hält, dass man eigentlich lieber an der Universität Professor wäre, als dass man diesen Rotzlümmeln Latein beibringen muss. Man kann sich auch immer wieder vorsagen, dass man zum Lehrer nicht geeignet ist, dass man bei den Schülern schlecht ankommt, dass man von den Kollegen gemobbt wird, dass man ein Verlierer ist, ein Versager ...
Das alles kann man, muss es aber nicht!!!

Olaf G., 42 Jahre;
Latein, Griechisch, Deutsch an einer Klosterschule

Es gibt Menschen, auch unter Lehrerinnen und Lehrern, die sich in einer negativen Sicht auf sich und ihr Leben einigeln und so leben, dass sie ihr negatives Welterleben im Sinne einer „selffulfilling prophecy" bzw. in diesem Fall einer „selfdestroying prophecy" ständig wieder erleben (wollen) und ihr Leben so gestalten, dass neue negative Erlebnisse herbeigeführt werden. Sie befinden sich in einem Strudel der Negativität, aus dem sie nicht herausfinden.

Sie befriedigen ihre Lust am Untergang und ergötzen sich am sekundären Krankheitsgewinn: Alle müssen Mitleid mit mir haben und mich gut behandeln, weil ich so viel Pech habe und so viel leide.

Wenn Sie eine negativ getönte Weltsicht haben, kommt es darauf an, realistischer zu werden und zu sehen, was Ihnen alles an Positivem in Ihrem Leben begegnet ist. Niemand hat nur Negatives erlebt. Jeder

Mensch hat in seinem Leben auch viel Positives erfahren, hat es leider manchmal aus den Augen verloren oder hält es für selbstverständlich.

Folgende Übung könnte Ihnen zu dieser realistischen Sicht verhelfen, die Negatives und Positives einschließt. Lehnen Sie sich bequem zurück und denken Sie wenigstens fünf Minuten darüber nach, was Sie in Ihrem Leben alles an Positivem erfahren haben. Dies können Entwicklungen eigener Fähigkeiten, glückliche Umstände, Unterstützung durch andere Menschen oder ein ermutigendes Vorbild sein.

Welche positiven Erfahrungen haben Sie in Kindheit, Jugend und Erwachsenenalter gemacht? Schreiben Sie entsprechende Stichwörter auf ein Blatt, das Sie entsprechend Abb. 11 gestaltet haben, chronologisch in den „Raum positiver Erlebnisse". Verfahren Sie dann in ähnlicher Weise beim Raum für negative Erlebnisse und notieren Sie Behinderungen, belastende Ereignisse, Benachteiligungen, Misserfolgserlebnisse, Ängste und Befürchtungen.

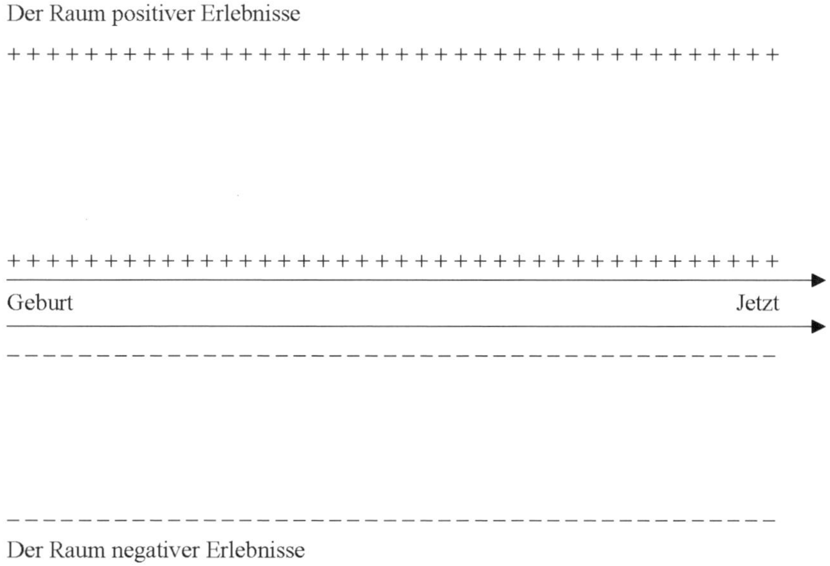

Der Raum positiver Erlebnisse

+ +

+ ▶

Geburt   Jetzt
                                                                                          ▶
– –

– –

Der Raum negativer Erlebnisse

Abb. 11: Erlebnisräume

Überlegen Sie, welche der durch negative Stichwörter bezeichneten Ereignisse, Feststellungen usw. für Sie heute noch eine besondere Bedeutung haben. Wenn Sie feststellen, dass manches „eigentlich längst vorbei ist", streichen Sie das Stichwort und damit die Erinnerung an das Ereignis. Es könnte sein, dass noch einige Erinnerungen negativer Art übrig bleiben. Überlegen Sie sich, wie Sie die Bedeutung dieser belastenden Gedanken kleiner machen könnten. Aber: Jeder muss lernen, auch mit gewissen Belastungen glücklich und gesund zu leben.

Dazu hilft Ihnen, besonders wichtige positive Stichwörter rot anzustreichen. Schreiben Sie zwei oder drei positive Wörter nochmals viel größer über das ganze Blatt. Diese Dinge sollten Sie in nächster Zeit besonders pflegen.

Man kann sich entscheiden, ob man ein Glas als halbvoll ansieht oder als halbleer. „Halbvoll" ist eine gesündere Sicht.

Empathische Abstinenz

Eigentlich mag ich ja Schüler ganz gern. Ich engagiere mich auch für sie. Mache Ausflüge mit ihnen, freiwilligen Nachmittagsunterricht, und wenn jemand Schwierigkeiten hat, helfe ich, wo und wie ich kann. Aber im Laufe der Jahre habe ich gemerkt, dass mich mein Engagement aufsaugt wie ein trockener Schwamm das Wasser. Ich bin sooo gerne Lehrerin, dass ich am liebsten alle Wünsche erfüllen würde, dass ich alle meine Ideen verwirklichen und allen Schülern helfen möchte. Ich merke natürlich, dass das nicht geht. Das macht mich manchmal gereizt. So habe ich gestern Erkan beinahe eine Ohrfeige gegeben, weil er so frech war. Ich habe ihm dann gehörig meine Meinung gesagt. Er hat nur gelacht ... Bei ihm hat meine Kinderliebe schon manchmal Grenzen ...

Arnhild S., 37 Jahre; Lehrerin an einer Förderschule

Das Konzept der „engagierten Lehrerin" und des „engagierten Lehrers" findet man als Herzensempfehlung in vielen Lehrbüchern der Schulpädagogik. Natürlich soll eine Lehrerin oder ein Lehrer mit einer gewissen Hingabe arbeiten, sich für Schülerinnen und Schüler interessieren, aber dabei doch eine empathische Distanz wahren, ganz ähnlich wie z. B. Ärzte oder Psychologen.

Unter Empathie[1] soll verstanden werden, dass sich jede Lehrerin und jeder Lehrer in die Rolle und Persönlichkeit von Schülerinnen und Schülern hineinversetzen kann, dass sie oder er die kindliche Vorstellungswelt nachvollziehen und dass sie oder er mit ihnen empfinden kann. Das ist die wichtigste Grundlage für jeden Beruf, der mit Menschen zu tun hat.

---

[1] Zu den Begriffen siehe: Huber, Michaela: Wege der Trauma-Behandlung, Band II. Paderborn 2006, 33 ff.; zu Arbeitsverträgen siehe: Volker Krumm: Erziehungsverträge, in: http://www.learn-line.nrw.de/angebote/schulberatung/main/downloads/ krumm_erz_vertrag.pdf, 02.05.2008

Dieses Hineinversetzen in andere Menschen birgt allerdings die Gefahr, dass man sich in die Welt anderer hineinziehen lässt.[2] Das Verstehen und Mitleiden mit den Kindern, die unter Schwierigkeiten leiden,
muss begrenzt sein, weil sich sonst eine Lehrerin oder ein Lehrer
emotional verausgabt und erschöpft. Durch die Projektion von Ge-
fühlen und Vorstellungen durch Schülerinnen und Schüler auf Lehrerinnen und Lehrer bekommen diese eine Rolle aufgedrängt, die der
schulischen Situation nicht angemessen ist. Eine Lehrerin kann die
Mutter nicht ersetzen, auch wenn es das Mädchen noch so dringend
bräuchte! Um dieser Gefahr zu entgehen, ist Abstinenz erforderlich,
die Abstinenz davon, sich von Schülerinnen und Schülern in eine Rolle drängen zu lassen, die man auf keinen Fall spielen will, soll, kann
und darf. Grundlage für so eine professionelle empathische Abstinenz
ist die klare Aushandlung eines pragmatischen und respektvollen
Arbeitsbündnisses, um auch die Grenzen Ihrer Tätigkeit und Verantwortung festzulegen.

Handeln Sie mit der Klasse einen „Arbeitsvertrag" aus, in dem Sie
und die Klasse (gegebenenfalls auch die Eltern) Grundlagen für die
Zusammenarbeit beschreiben. Unterschreiben Sie ihn und lassen Sie
ihn von Schülerinnen und Schülern (gegebenenfalls auch von Eltern)
unterschreiben. Und achten Sie (streng!?) auf dessen Einhaltung. Für
Sie bildet dieser Vertrag einen guten Bezugspunkt, um sich daran zu
orientieren und Grenzen zu setzen. So führt dieser Vertrag auch zu
einem gewünschten Distanzierungseffekt.

Die empathische Abstinenz und die professionelle Distanz geben
Ihnen jene Übersicht, Nüchternheit und Kommunikationsfähigkeit,
die man braucht, wenn man Menschen dazu bringen möchte, dass sie
sich selbst ihre Sozial- und Selbstkompetenz erarbeiten, sich „emanzi-
pieren", also selbstständig Lernen lernen, und als mündige Bürgerin-
nen und Bürger die Schule verlassen.

---

[2] In einem therapeutischen Verhältnis nennt man diesen Prozess Übertragung –
Gegenübertragung.

Lob der Rituale

Wir haben als Schüler gegen alles rebelliert, damals, in den siebziger Jahren. Wenn der Lehrer uns begrüßte und wir aufstehen sollten, blieben wir sitzen. Die Morgenandachten wurden eingestellt, weil wir lautstark gegen diese „Manipulation" protestierten. Diese und andere Rituale waren für uns Zeichen von Herrschaftsausübung und Unterdrückung, denen wir uns nicht beugen wollten. Wir nannten das damals „schwarze Pädagogik", Erziehung zum Untertanen. Wir waren dagegen, uns unterzuordnen.

Als Lehrer sehe ich jetzt die ganze Sache etwas anders. Rituale sind nötig und hilfreich. Sie halten eine Gruppe zusammen, betonen, dass etwas Bedeutsames kommt, strukturieren den Alltag und erleichtern eigentlich Schülern wie Lehrern den Umgang miteinander. Man darf es nur nicht übertreiben ...

Silvio A., 55 Jahre; Sozialkunde, Geschichte an einer Regionalschule

Rituale[1] sind feierliche Handlungen mit hohem Symbolgehalt, die nach vorgegebenen Regeln ablaufen. Sie können Wortformeln oder Gesten umfassen (Begrüßungsformeln, Ringtausch bei Hochzeiten, Segnen von Gläubigen, die La-Ola-Welle). Sie dienen seit Urzeiten der Herstellung von Gemeinschaftsgefühl, der Orientierung des Individuums in der (Um)Welt und der Hervorhebung der existenziellen Bedeutsamkeit dessen, was mit dieser „heiligen Handlung" verbunden ist.

Man könnte sagen, dass Rituale gewohnheitsmäßige und wiederkehrende Handlungen sind, die das menschliche Zusammensein und das Alltagsleben regeln und erleichtern.

---

[1] Siehe von der Groeben, Annemarie: Was sind und wozu brauchen Schulen „gute" Rituale, in: Pädagogik 1999/4, S. 6–9.

Schreiben Sie bitte auf, welche Rituale Sie in der Schule (und in Ihrem Privatleben) bewusst durchführen:

Meine Rituale

_____

_____

_____

Wie reagieren Ihre Schülerinnen und Schüler darauf? Wie fühlen Sie sich dabei?

Folgende Liste könnte Ihnen helfen, sich durch Rituale eine Entlastung im Unterrichtsalltag zu verschaffen. Die Beispiele sind auf Klassen unterschiedlichen Alters zugeschnitten und müssten natürlich für Ihre konkrete Situation variiert werden:

Herstellung von Schweigen bei Unruhe im Klassenraum:

Einsatz einer Glocke; Finger auf den Mund; Schweigen, bis Ruhe eintritt; Schreiben eines verabredeten Zeichens an die Tafel; Zeichen für Aus-Zeit geben u. v. a. m.

Wichtig für die Wirksamkeit der Rituale ist, dass man sie vorher mit den Schülerinnen und Schülern besprochen, sie sogar mit ihnen entwickelt hat („Was könnten wir machen, wenn es uns zu laut in der Klasse wird?") Nicht nur Lehrkräfte, auch Lernende entwickeln gerne Rituale, wenn sie diese dann selbst anwenden können und dürfen.

Beginn einer Unterrichtstunde:

Morgenkreis; verbale Begrüßung; Sammlung durch eine kurze Zeit des Schweigens; eine kurze Konzentrations- oder Meditationsübung; ein Gebet; ein Sinnspruch für den Tag u. v. a. m.

Gerade der Stundenbeginn ist sehr wichtig, um Orientierung im Hier und Jetzt und Bedeutsamkeit des Kommenden zu etablieren!

Man müsste dabei sich und den Schülerinnen und Schülern klarmachen, dass sich die Stunde aus dem Gewusel der Pause heraushebt und etwas „Besonderes" und nicht nur lästige Routine ist.

Ende einer Stunde

Rückmeldung des Lehrenden oder der Klasse (Wie hat mir die Stunde gefallen? Was war wichtig? Das habt ihr gut gemacht!); Wünsche für den Tag; persönliche Worte an die Klasse richten u. v. a. m.; wenig günstig ist: „Als Hausaufgabe macht ihr ..."

Verfassen Sie mit Ihren Schülerinnen und Schülern ähnliche Listen zu folgenden Problemfeldern:

Verhalten bei Gruppenarbeit; Verhalten bei Klassenausflügen; Verhalten in der Pause ...

Rituale erleichtern das Leben; man darf nur nicht ihr Sklave werden.

Lebenssinn

Leben wie im Kloster

Vor drei Jahren war ich mit den Nerven völlig runter. Schon vier Wochen krankgeschrieben wegen psychovegetativer Dystonie! Ich war halt einfach erschöpft. Da las ich in einer Zeitung von einem Benediktinerkloster, das „Einkehrtage", wie man es nannte, hielt. Der Bericht dieses Journalisten machte mich neugierig, denn das war es, was ich brauchte: Raus aus dem Alltag, der mich fertigmachte. Ich meldete mich zum nächsten Termin an. Am Anfang nervte mich das schon ein wenig. Man musste zwar nicht gläubig sein und in die Messe gehen, aber der Abt, der die Einkehrtage leitete, kam doch immer wieder auf Gott und die Religion zu sprechen. Nach zwei Tagen aber wirkte das Ganze: Der geregelte Tagesablauf, die Ruhe im Klostergebäude, die weiten Räume, die Gespräche, die Zeit, die ich mit mir allein in meiner „Zelle" verbringen musste, die Themen, die der Abt mit uns besprach. Am Schluss der Woche ging ich sogar freiwillig in die Kirche zur heiligen Messe.
So eine Woche kann ich nur empfehlen.

Siegbert V., 45 Jahre;
Englisch, Geschichte an einer Berufsschule

Wenn man unser Leben außerhalb von Klöstern mit dem in Klöstern vergleicht, kommt man zu dem Ergebnis, dass unser Leben (zu) vielfältig, (zu) kompliziert, (zu) hektisch, (zu) chaotisch, (zu) unkontrolliert verläuft, während das Klosterleben von Einfachheit, kontrollierter Abwechslung (ora et labora), Ruhe, Gemessenheit und Konzentration auf Wesentliches geprägt ist. Es steht unter *einer* Sinngebung, die den ganzen Alltag und das ganze Leben ausrichtet und dominiert: dem Glauben an Gott und dem Wirken in seinem Sinne.

Dieses asketische Leben fordert (mehr oder weniger) Verzicht auf Vergnügungen, auf (zu häufige) Befriedigung von Lust (Spaß!) und Machtgier, auf Egoismus, Selbstsucht, Wichtigtuerei und andere

Untugenden, die man früher die sieben Todsünden (Stolz, Habgier, Wollust, Völlerei, Neid, Faulheit, Zorn) nannte. Inwieweit wir alle von diesen Todsünden heute beeinflusst werden, inwieweit sie zu pflegen sogar chic ist, mögen Sie selbst beurteilen. Wichtig für das Anliegen, Ihnen Vorschläge für ein gesundes Lehrerleben zu machen, ist nur, dass man von den Nonnen und Mönchen *eine* Einstellung übernehmen kann, nämlich: Verzicht zu üben auf vieles, was heute modernes Leben ausmacht.

Schreiben Sie eine Liste Ihrer „Untugenden" auf, von denen Sie meinen, dass sie in die Nähe von „Todsünden" kommen.

Meine Untugenden

1.	2.
3.	4.
5.	6.
7.	8.

Auf welche könnten Sie verzichten, auf welche auf keinem Fall?

Verzicht	Beibehalten
1.	1.
2.	2.
3.	3.

Wie würde sich Ihr Verzicht auf Ihre Gesundheit auswirken?

Sie sollen weder zu Nonnen noch zu Mönchen gemacht oder zum christlichen Glauben bekehrt werden. Aber die Erfahrungen von Nonnen und Mönchen mit der strengen Strukturierung des Alltags und dem Verzicht auf „Triebbefriedigung" ist für die eigene Lebensgestaltung nachdenkenswert: Ora et labora – denke nach und handle.[1]

---

[1] Freie Übersetzung von „Bete und arbeite!"

Philosophische Reflexionen

Wirklich gerne gehe ich zur Schule, seit ich das „Tao Te King" von Laotse gelesen habe. Den Titel könnte man so übersetzen: Das Buch vom Sinn und Leben. *Nur ein Zitat daraus:*
Wer das Lernen übt, vermehrt täglich.
Wer den Sinn übt, vermindert täglich.
Er vermindert und vermindert,
bis er schließlich ankommt beim Nichtsmachen.
Beim Nichtsmachen bleibt nichts ungemacht.
Das Reich erlangen kann man nur,
wenn man immer frei bleibt von Geschäftigkeit.
Die Vielbeschäftigten sind nicht geschickt,
das Reich zu erlangen.[1]

Über den Spruch habe ich lange nachgedacht und herausgefunden, dass ich vor lauter Geschäftigkeit immer mehr „lernte" und „lehrte", statt mich auf den Sinn zu konzentrieren. Ich habe mir das so zurechtgelegt, dass man beim Wesentlichen verweilen muss („Nichtsmachen"), damit man das Wichtigste macht („bleibt nichts ungemacht").

Die tägliche Auseinandersetzung mit dem Tao Te King hat mir geholfen, mein inneres Gleichgewicht, meine innere Ruhe und meine innere Kraft zu finden. Diese Grundhaltung versuche ich, in mein Leben zu integrieren, und auch ein wenig Verständnis dafür bei den Schülern zu entwickeln.

Werner K., 52 Jahre;
Sport und Geografie an einem Gymnasium

Philosophisch zu reflektieren heißt, über sich und sein Leben nachzudenken, sich darüber klar zu werden, was für einen Sinn das eigene Leben hat. Beispiel dafür könnte die Beantwortung der vier Kantschen Fragen sein: Was kann ich wissen? Was soll ich tun? Was darf ich hoffen? Was ist der Mensch?

---

[1] Tao Te King zitiert nach: http://gutenberg-spiegel.de/?id=5&xid=3135&kapitel= 1gb_found, Kapitel 48, 04.01.2008.

Auch andere Philosophen sind für die eigene philosophische Reflexion als Ideengeber geeignet: Seneca, Schopenhauer, Augustinus, Nietzsche, Konfuzius …, ebenso spirituelle und religiöse Lehrer wie Jesus Christus, Buddha, Meister Eckhart, Dalai Lama, Thich Nhat Hanh u. a.

Sie alle haben sich über existenzielle Themen Gedanken gemacht und Antworten auf Fragen nach Selbstverständnis, gesellschaftlicher Rolle, Umgang mit dem Tod, Verantwortung, Normen und Werte, gesellschaftliches Leben … gegeben.

Gewinnen Sie aus den philosophischen Gedanken anderer Anregungen für Ihre Lebensführung. Philosophische Gedanken helfen, sich und sein Leben zu reflektieren, seinem Leben einen (neuen?) Sinn zu geben und (eventuell) Ihre Einstellungen und Lebensgewohnheiten zu ändern.

Letzten Endes sollen Sie sich (mit Hilfe von Philosophen oder spirituellen Lehrerinnen oder Lehrern) eine Weltsicht erdenken, die Ihrer Persönlichkeit und Situation angemessen ist. Vielleicht kaufen Sie sich ein Büchlein mit Aphorismen [2] und lesen und bedenken diese vor dem Einschlafen. Wichtig, wie bei allen unseren Übungen, ist, dass Sie dies kontinuierlich über eine gewisse Zeit tun. Wenn Sie sich eingelesen haben, verfassen Sie selbst Aphorismen über die Themen, die für Sie existenziell wichtig sind. Und schreiben Sie sie auf!!!

Hier ein Beispiel:

Mach es leicht, dann ist es richtig.

Meine Aphorismen

---

[2] Siehe auch: http://www.aphorismen.de/display_aphorismen.php; 09.05.2008

Leben und Sinn

Der amerikanische Soziologe Aaron Antonovsky (1923–1994) diente im Zweiten Weltkrieg in der US-Army. Nach seinem Studium der Soziologie untersuchte er in einem Forschungsprojekt Frauen, die in Konzentrationslagern eingesperrt waren. Er stellte fest, dass etwa ein Drittel von ihnen trotz der Schrecknisse zum Untersuchungszeitpunkt in einem relativ ausgeglichenen geistig-seelischen Zustand lebten. Die Ergebnisse weiterer Untersuchungen, die die Frage beantworten sollten, was diese Frauen so „gesund" erhielt, führten zu seinem Konzept der Salutogenese. Folgende Fragestellung leitete sein Erkenntnisinteresse: „... meine fundamentale philosophische Annahme ist, dass der Fluss der Strom des Lebens ist. Niemand geht sicher am Ufer entlang. Darüber hinaus ist für mich klar, dass ein Großteil des Flusses sowohl im wörtlichen als auch im übertragenen Sinn verschmutzt ist. Es gibt Gabelungen im Fluss, die zu leichten Strömungen oder in gefährliche Stromschnellen und Strudel führen. Meine Arbeit ist der Auseinandersetzung mit folgender Frage gewidmet: 'Wie wird man, wo immer man sich in dem Fluss befindet, dessen Natur von historischen, soziokulturellen und physikalischen Umweltbedingungen bestimmt wird, ein guter Schwimmer?'"

Aaron Antonovsky[1]

Antonovsky geht bei seinem Konzept nicht von der Frage aus, was uns krankmacht, sondern was uns, trotz widriger Umstände, gesund erhält. Als Grundlage für diese Gesunderhaltung sieht er das Kohärenzgefühl an. Dieses Kohärenzgefühl bezeichnet er als ein umfassendes und andauerndes Gefühl eines Urvertrauens in das Leben. Dazu zählt er als Voraussetzung, dass für den Einzelnen das Leben geordnet, vorhersehbar und erklärbar ist. Weiter gehört dazu, dass die Lebensanforderungen gemeistert werden können, weil genügend Ressourcen (Kräfte) zur Verfügung stehen (Handhabbarkeit). Außerdem sieht er

[1] Zitiert nach:
http://www.ergo-in-vivo.de/extras/hintergrundinfos.100.html, 23.07.2008

als dritten wichtigen Faktor zur Gesunderhaltung die Sinnhaftigkeit des Handelns an, dass sich also das Tun in materieller, psychischer oder geistiger Hinsicht lohnt und bedeutsam ist.

Ein guter Kohärenzsinn ist ein wesentlicher Beitrag zur Stressbewältigung und zur Berufs- und Lebenszufriedenheit. Wird das eigene Tun nicht als wertvoll, bedeutsam oder sinnhaft erlebt, sinken Lebensqualität und -zufriedenheit. Die Gefahr von Depression oder Burn-out steigt.

Der Lehrberuf ist, was den Sinn betrifft, über alle Zweifel, ob Lehren und Erziehen sinnvoll seien, erhaben. Jedoch kommt es auf das gewählte Fach und die vermittelten Inhalte an. Es gibt durchaus Lehrkräfte, die von dem zu vermittelnden Wissen sagen, dass es die Schülerinnen und Schüler weder jetzt noch in der Zukunft je brauchen werden. Es gab im Laufe der Geschichte immer wieder Lehrplan-Debatten, weil festgestellt wurde, dass Lehrpläne mit „nutzlosem" Wissen überfrachtet sind. Zweifellos gibt es vieles an Schulwissen, was überflüssig ist. Andererseits wird Wichtiges für die zu bildende Fähigkeit zur Lebensbewältigung in Schulen nicht vermittelt.

Auch wenn Überflüssiges gelehrt und gelernt werden sollte, die menschliche Kommunikation zwischen Lehrperson und Lernenden wirkt in jedem Fall erzieherisch, ist also immer sinnvoll, gerade in einer Zeit wie der unseren, in der viele Erziehungsleistungen von der Schule erbracht werden müssen.

Die Lehrkräfte sollten sich von aus ihrer Sicht sinnlosen Stoffelementen in Rahmenplänen frei machen und sich an dem orientieren, was für das Leben ihrer Schülerinnen und Schüler bedeutsam und sinnvoll ist. Das wird das Unterrichten anregend machen und zu größerer Zufriedenheit aller führen.

Lehrerinnen und Lehrer vermitteln Schülerinnen und Schülern nicht nur „Stoff", sondern durch ihren Unterricht und durch ihre Persönlichkeit auch Lebensgestaltung und Lebenssinn. Beide sollen gute Schwimmer werden.

Im Notfall

Als Gregor Samsa eines Morgens aus unruhigen Träumen erwachte, fand er sich in seinem Bett zu einem ungeheuren Ungeziefer verwandelt. Er lag auf seinem panzerartig harten Rücken und sah, wenn er den Kopf ein wenig hob, seinen gewölbten, braunen, von bogenförmigen Versteifungen geteilten Bauch, auf dessen Höhe sich die Bettdecke, zum gänzlichen Niedergleiten bereit, kaum noch erhalten konnte. Seine vielen, im Vergleich zu seinem sonstigen Umfang, kläglich dünnen Beine flimmerten ihm hilflos vor den Augen.

Franz Kafka: Die Verwandlung[1]

Eindringlich beschreibt Kafka in dieser Erzählung, deren Beginn Sie gerade gelesen haben, den Anfang einer Phase im Leben eines Menschen, der „ausgebrannt" ist. Erschöpft von den Anstrengungen der Berufsausübung als Handelsreisender, kann Gregor Samsa den Beruf nicht mehr ausüben. Er lebt ein einsames, eingeschränktes und „sinnloses" Leben als tierische Kreatur, bis die Eltern die Belastung durch so ein „Ungeziefer", als das sie den arbeitsunfähigen Sohn ansehen, nicht mehr ertragen wollen und ihn töten.

Künstlerisch überhöht stellt Kafka das Gefühl eines Menschen dar, der nicht mehr so funktioniert, wie es von ihm erwartet wird. Tief im Innern behält Gregor Samsa allerdings sein intaktes Identitätsgefühl.

Sollten Sie einmal in solch eine Krisensituation kommen und nicht mehr arbeitsfähig sein, sei es, dass Schmerzen Sie quälen oder Schwindel Sie befällt und Sie unsicher auf den Beinen werden lässt, oder dass Sie in eine tiefe Depression fallen und übermäßige Ängste Sie überkommen, oder dass …, dann könnten Sie als Notprogramm Folgendes machen:

---

[1] Kafka, Franz:: Die Verwandlung, in: Sämtliche Erzählungen. Frankfurt/M. 1970, S. 56.

1. Am wichtigsten ist es, Ruhe zu bewahren oder zu gewinnen. Wenn Sie feststellen, dass „es nicht mehr geht", verfallen Sie nicht in Hektik. Überlegen Sie möglichst ruhig, was zu tun ist. Viele neigen dazu, den Teufel mit dem Beelzebub auszutreiben, also durch noch mehr Anstrengungen heroisch das Leiden zu vertreiben – mit dem gegenteiligen Erfolg.

2. Gehen Sie zu einem oder zu mehreren Ärzten. Schildern Sie unvoreingenommen Ihre Beschwerden, ohne zu über- oder zu untertreiben. Wenn die Ärzte keine schweren, schulmedizinisch fassbaren Krankheiten feststellen, sollten Sie sich mit dem Gedanken beschäftigen, dass Sie an einer Überlastung, einem Burn-out-Syndrom, einer Depression oder einer anderen psychosomatischen Erkrankung leiden. Manchen fehlen der Mut und die Einsicht, sich dazu zu bekennen, obwohl mit dem Akzeptieren der Diagnose oft schon der Beginn der Heilung verknüpft ist.

3. Reduzieren Sie alles auf das Notwendigste und Wichtigste. Streichen Sie Überflüssiges radikal für eine gewisse Zeit aus Ihrem Alltag und aus Ihren Gedanken. Dass Sie wieder gesund werden, ist wichtiger, als bei einem Nachbarn zu feiern, die Eltern zu besuchen oder eine Klausur zu korrigieren. Sie können in einer Krisensituation kaum entschieden genug sein. Nur was Ihnen und Ihrer Gesundheit direkt nützt, ist akzeptabel. Überflüssiges muss wegbleiben.

4. Suchen Sie sich „Heilmittel": Handlungen, Sinneseindrücke, Gedanken und Vorstellungen, die Ihnen angenehm sind, die Ihnen helfen, die Sie erfreuen. Sie müssen die Selbstheilungskräfte, die in Ihnen auch in der (vermeintlich) schwärzesten Situation schlummern, wecken, sie hervorlocken, sie entwickeln. Gespräche mit Psychotherapeuten wären in solchen Situationen wünschenswert; leider sind kurzfristig Termine oft nur schwer zu bekommen. Sprechen Sie mit Vertrauenspersonen, die Sie einerseits gut kennen, die andererseits auch die nötige Distanz zu Ihnen haben. Das Lesen dieses Buches könnte auch ein „Heilmittel" sein.

5. Wie ausgeprägt Ihre Symptome auch sind, versuchen Sie sich vorzustellen, dass diese Krise vorübergeht, dass Sie sich nur zeitweise
   einschränken müssen, dass Sie auf jeden Fall genügend Kräfte besitzen, sich zu befreien. Und dass diese Krise für Sie auch einen
   neuen Lebensabschnitt einleiten kann. Es kann allerdings notwendig sein, dass Sie gewohnte Bahnen verlassen und ein „neues
   Leben" beginnen können, dürfen oder müssen.

Wochenplan

Dieser Wochenplan soll Ihnen eine Hilfe sein. Wählen Sie aus den Hinweisen, Anregungen oder Übungen aus, was Ihnen am einfachsten erscheint und wenig zeitaufwändig ist.

Schreiben Sie in die leeren Zeilen jeweils den Namen der Übungen beziehungsweise in Stichpunkten ihren Ablauf.

1. Woche

Wählen Sie eine Übung oder Aufgabe aus und beschäftigen Sie sich täglich kurz mit ihr.

_____

2. Woche

Wählen Sie eine andere Übung oder Aufgabe aus und beschäftigen Sie sich täglich kurz mit ihr. Die neue Übung sollte aus einem anderen Kapitel als die erste sein.

_____

_____

3. Woche

Wählen Sie zusätzlich wieder eine neue Übung oder Aufgabe aus einem anderen Kapitel aus und beschäftigen Sie sich täglich kurz mit ihr.

_____

_____

_____

4. Woche

Kombinieren Sie drei alte mit einer neuen Übung.

_____

_____

_____

_____

5. Woche

Kombinieren Sie drei alte mit einer neuen Übung.

_____

_____

_____

_____

Jetzt haben Sie die manchmal schwierige Anfangsphase überstanden. Es kommt nun darauf an, dass Sie einige wenige Übungen so trainiert haben, dass sie ihre volle Wirksamkeit entfalten können. Die Wirkungen von Übungen erfährt man erst nach ein paar Tagen oder Wochen. Achten Sie bitte darauf, dass mindestens eine Übung aus jedem Kapitel stammt. Aus Ihrem Repertoire können Sie jetzt nach Bedarf das auswählen, was Ihrer Persönlichkeit und Ihrer Situation am besten angemessen ist. Wichtig ist, dass Sie sich täglich in „Selbstachtung" üben.

Dazu wünschen wir Ihnen Geduld, Beharrlichkeit und Erfolg!

Anhang

Wolfgang Hammer

Schulfach Langsamkeit: Träumereien

Ich möchte gern mit der Stoppuhr messen, wie lange Schülerinnen und Schüler vor 100 Jahren brauchten, um das Wort Langsamkeit zu schreiben; im Durchschnitt natürlich.

Ich möchte gern messen, wie lange Schülerinnen und Schüler vor 100 Jahren dem frönten, was man Muße oder Ruhezeit nennen könnte; im Durchschnitt natürlich.

Warum?

Ich bilde mir ein, dass Schülerinnen und Schüler im anlaufenden einundzwanzigsten Jahrhundert an einer Krankheit leiden, nämlich der Schnelligkeit; und ich hoffe, dass der Schnelligkeitsbazillus vor hundert Jahren noch nicht existent war; das sollten wenigstens meine Untersuchungen, die leider nicht mehr stattfinden können, beweisen.

Schaue ich in meine Klasse: Bewegungen, überflüssige Bewegungen; Bewegungen, die ablenken; Bewegungen um der Bewegung willen; Bewegungen mit dem Ziel, nur um Himmels willen nicht zur Ruhe zu kommen. Keine ruhigen und gelassenen Bewegungen, sondern schnelle, hektische, als wären die Schüler auf der Flucht.

Beobachte ich im Lehrerzimmer meine Kolleginnen und Kollegen: Bewegungen, überflüssige, als wären die Lehrerinnen und Lehrer auf der Flucht.

Wovor?

In der Erinnerung tauchen meine „Professoren" auf, die, sicherlich von mir heute verklärt (?), durch die Flure des Gymnasiums schritten. Langsam, bedacht, gemessenen Schrittes, hoheitsvoll.

Meine Kollegen und ich eilen als moderne Lehrkörper durch die Flure. Kann man sagen würdelos? Oder beflissen? Oder eifrig? Oder gehetzt? Oder ...?

Was machen unsere Schülerinnen und Schüler nach der Rastlosigkeit in der Schule? Sie eilen von der Reit- zur Tennisstunde; sie eilen vom PC zum Fernseher, sie eilen von der Geburtstagsparty zum Omabesuch. Sie eilen, sie eilen ...

Und im Unterricht?

Wir eilen von der ersten Arbeit zur zweiten; wir eilen von der Zeichensetzung zur Subjektbestimmung, vom Relativpronomen zur grauen Stadt am Meer, wir eilen, wir eilen ...

Ich träume von Unterrichtsstunden, in denen Schülerinnen und Schüler alle überflüssigen Bewegungen nicht machen, jedes überflüssige Wort nicht sagen, jedes überflüssige Wissen nicht lernen ...

Ich träume von Unterrichtsstunden, in denen ich überflüssige Bewegungen nicht mache, in denen ich überflüssige Wörter nicht sage, in denen ich überflüssiges Wissen nicht lehre ...

Was haben wir davon?

Wir lernen die Langsamkeit! Wir lernen, wichtige Bewegungen langsam auszuführen; wir lernen, wichtige Wörter bedacht zu sagen; wir lernen, wichtiges Wissen zu pflegen ...

Das Schulfach Langsamkeit ist das schwerste Schulfach. Deshalb vermeiden es alle, deshalb steht es in keinem Lehrplan. Das Schulfach Langsamkeit zwingt uns alle, uns selbst zu erkennen.

Γνῶθι σεαυτόν

Erkenne dich selbst

(Chilon von Sparta zugeschrieben, um 560 v. Chr., Inschrift über dem Eingang zum Apolloheiligtum von Delphi)
(veröffentlicht in: Deutsche Lehrerzeitung, 32 / 92, S. 39)

Literatur

Dieses Literaturverzeichnis dient der Offenlegung der Quellen und Bezüge. Der leichteren Lesbarkeit wegen sind sparsam Zitate gesetzt. Es sind bei den Zitaten die vollständigen Literaturangaben der Lese-Bequemlichkeit halber angegeben. Es ist nicht daran gedacht, dass Sie sich durch diese Literaturliste lesen. Es ist besser, die Zeit für Übungen zu nützen.

Antonovsky, Aaron: Salutogenese. Zur Entmystifizierung der Gesundheit. Tübingen 1997

Barlow, Wilfred: Die Alexander-Technik. Gesundheit und Lebensqualität durch richtigen Gebrauch des Körpers. München 1989

Bayerischer Philologen Verband (bsv): Lehrergesundheit. Wege zu Erfolg und Wohlbefinden. München 2005

Eliade, Mircea: Das Heilige und das Profane. Hamburg 1957

Fischer, Gottfried/Riedesser, Peter: Lehrbuch der Psychotraumatologie. München 2003

Fröhlich, Volker/Göppel, Rolf (Hrsg.): Was macht die Schule mit den Schülern? Gießen 2003

Hammer, Wolfgang: Schulfach Langsamkeit: Träumereien, in: Deutsche Lehrerzeitung, 32/92, S. 39

Hillert, Andreas/Schmitz, Edgar (Hrsg.): Psychosomatische Erkrankungen bei Lehrerinnen und Lehrern. Stuttgart 2004

Hillert, Andreas: Das Anti-Burnout-Buch für Lehrer. Kösel-Verlag

Huber, Michaela: Wege der Trauma-Behandlung, zwei Bände. Paderborn 2003/2006

Kafka, Franz: Die Verwandlung, in: ders.: Sämtliche Erzählungen. Frankfurt/M. 1970, S. 56–99

Kretschmann, Rudolf (Hrsg.): Stressmanagement für Lehrerinnen und Lehrer. Ein Trainingsbuch mit Kopiervorlagen. Weinheim/Basel 2000

Küstenmacher, Werner Tiki/Seiwert, Lothar J.: Simplify your life. München 2008

Laotse: Tao Te King. Nach den Seidentexten von Mawangdui. Frankfurt/M. 1995

Lohmann, Gert: Mit Schülern klarkommen. Professioneller Umgang mit Unterrichtsstörungen und Disziplinkonflikten. Berlin 2003

Meyer, Hilbert: Was ist guter Unterricht? Berlin 2004

Miller, Reinhold: Sie Vollidiot. Reinbek 2001

Mosetter, Kurt/Mosetter, Reiner: Kraft in der Dehnung. Ein Praxisbuch bei Stress, Dauerbelastung und Trauma. Düsseldorf/Zürich 2003

Oberlack, Helmut: Tai Chi, o. O., (Gondrom) 2003

Reddemann, Luise: Eine Reise von 1000 Meilen beginnt mit dem ersten Schritt. Seelische Kräfte entwickeln und fördern. Freiburg 2007

Rohnstock, Dagmar: Zeit- und Selbstmanagement für Lehrende. Berlin 2007

Rohnstock, Dagmar: Endlich wieder abschalten können! Anregungen und Übungen für ein lehrerspezifisches Selbstmanagement, in: Pädagogik 1/2001, S. 39–43

Schaarschmidt, Uwe/Kieschke, Ulf (Hrsg.): Gerüstet für den Schulalltag. Psychologische Unterstützungsangebote für Lehrerinnen und Lehrer. Weinheim/Basel 2007

Schaarschmidt, Uwe: Halbtagsjobber? Psychische Gesundheit im Lehrerberuf – Analyse eines veränderungsbedürftigen Zustandes. Weinheim/Basel 2004

Schultz, Johannes Heinrich: Übungsheft für das Autogene Training. Stuttgart 1973

Schulz von Thun, Friedemann: Miteinander reden, 3 Bände. Reinbek 1981 ff.

Seiwert, Lothar J.: Das neue 1 × 1 des Zeitmanagement: Zeit im Griff, Ziele in Balance. Kompaktes Know-how für die Praxis. München 2007

Seiwert, Lothar J.: Wenn du es eilig hast, gehe langsam. Frankfurt/M. 2003

Stollreiter, Marc: Mehr Erfolg mit weniger Stress. Das WAAGE-Programm. Weinheim/Basel 2000

Thomas, Klaus: Praxis der Selbsthypnose des Autogenen Trainings. Stuttgart 1972

Ungaro, Alycea: Pilates Training. Sanftes Bodystyling. Das 10-Wochen-Programm. London 2004

Vogt, Peter: Lebensstil und Gesundheit. Bad Tölz 2003

Vogt, Peter: Lehrergesundheit: Erfahrungen und Hilfen aus Sicht eines Arztes, in: Bayerischer Philologen Verband: Lehrergesundheit. Wege zu Erfolg und Wohlbefinden. München 2005, S. 24–27

von der Groeben, Annemarie: Was sind und wozu brauchen Schulen „gute" Rituale, in: Pädagogik 1999/4, S. 6–9

Zobel, Martin (Hrsg.): Traumatherapie. Eine Einführung. Bonn 2006

Internet

http://vbe.de/abc-l.html, 23.07.2008

http://www.uni-frankfurt.de/fb/fb04/download/Rauin_Studierverhalten.pdf, 13.05.2008

http://www.perners-ruh.de/qi_gong_atemuebung.html, 07.03.08

http://www.vnr.de/vnr/selbstorganisationerfolgsstrategien/selbstmanagement/praxistipp_09673.html, 29.04.2008

http://www.psych.uni-goettingen.de/teaching/material/liebeck/Gedankenstopp.pdf?lang=de, 29.04.2008 http://www.aphorismen.de/display_aphorismen.php, 09.05.2008

http://www.learn-line.nrw.de/angebote/schulberatung/main/downloads/
krumm_erz_vertrag.pdf, 07.05.2008

http://de.wikipedia.org/wiki/Ritual, 07.05.2008

http://gutenberg-spiegel.de/?id=5&xid=3135&kapitel=1gb_found, 04.01.2008

http://www.anita-maerki.ch/dokumente/Maerki_200503.pdf, 22.08.2008

http://www.institut-berlin.de/, 22.08.2008

http://www.ergo-in-vivo.de/extras/hintergrundinfos.100html, 23.07.2008

Filme

Reinhard Kahl: Treibhäuser der Zukunft, DVD

Manfred Spitzer: Lernen, DVD

Abbildungsverzeichnis

1a–c, 2a–c, 3: Fotos von Christine Donath

4a–4i: Fotos von Frau Polder-Wehle

5a–5f: Fotos von Frau Judith Ewald

6a–6e: Fotos von Wolfgang Finze

7, 8, 9, 10, 11: Grafik von Wolfgang Hammer und Peter Möhler

Nachwort und Dank

Die einleitenden Berichte und Meinungsäußerungen zu jedem Kapitel stammen aus Gesprächen mit Lehrerinnen und Lehrern. Sie wurden ausgewählt, weil sie typisch für gewisse Argumentationsweisen, Erfahrungen und Probleme erscheinen. Es sind keine wörtlichen Protokolle, sondern Zusammenfassungen. Sie sind aber auch nicht rein fiktiv. Vieles hört man jeden Tag in Lehrerzimmern. Der Inhalt wurde so verändert, dass der Datenschutz gewährleistet ist.

Für die Leserinnen und Leser und die Schülerinnen und Schüler sind beide Formen gewählt, da sie die Hauptpersonen sind. In anderen Zusammenhängen und Zusammensetzungen wurde wegen der leichteren Lesbarkeit die männliche Form gewählt, obwohl beide Geschlechter gemeint sind.

Für Hinweise und Korrekturen danken wir Frau Christine Donath (Rostock), Frau Judith Ewald (Groß-Nemerow), Frau Karen Hammer (Bad Doberan), Frau Jutta Polder-Wehle (Lenggries), Herrn Ulrich Bongertmann (Sildemow), Herrn Dr. Wolf-Dieter Braun (Bad Doberan), Herrn Joachim Gebhardt (Rostock), Herrn Wolfgang Finze (Rostock), Herrn Peter Möhler (Rostock).

Die Autoren

Wolfgang Hammer, Oberstudiendirektor, unterrichtete Deutsch, Geschichte, Philosophie und Psychologie an Gymnasien. Außerdem war er als Beratungslehrer tätig. Vier Jahre führte er am Institut der Pädagogik der Universität in Kiel schulpraktische Übungen und Seminare durch. Seit 1992 leitet er das Seminar für die Gymnasiallehrerausbildung in Rostock. Weiterbildungen in Traumapädagogik, psychoanalytischer Gruppendynamik, Gesprächsführung und autogenem Training.

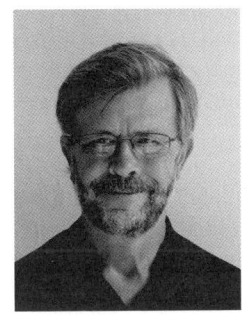

Zahlreiche Veröffentlichungen über Erziehung, Schulpädagogik und Unterricht

Dr. med. **Peter Vogt**, Facharzt für Innere Medizin, Facharzt für Physikalische und Rehabilitative Medizin und Facharzt für Psychosomatische Medizin und Psychotherapie. Er hat als langjähriger Leiter einer Rehaklinik eine über 20jährige Erfahrung in der Psychotherapie und Rehabilitation von Lehrkräften. Von 1998–2006 Kooperation mit Prof. Schaarschmidt von der Universität Potsdam mit wissenschaftlichen Untersuchungen zur Belastungssituation von Lehrkräften. Die Ergebnisse fanden Eingang in die Potsdamer Lehrerstudie und wurden im Buch „Halbtagsjobber" publiziert.

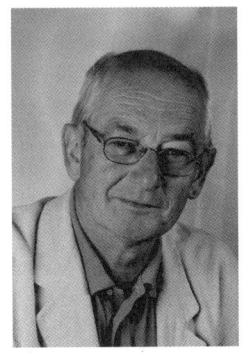

Zahlreiche Vorträge und Seminare auf Kongressen, Fachtagungen und in Schulen anlässlich pädagogischer Tage. Themenschwerpunkte: Gesundbleiben im Lehrberuf, Stressbewältigung im Lehrberuf, Burn-out-Prophylaxe

Kontakt:

Wolfgang Hammer
Holunderweg 19
18209 Bad Doberan
038203/14333
wolfgang_hammer@gmx.de
www.gesund-im-lehrberuf.de

Dr. med. Peter Vogt
Am Schachen 1
83646 Bad Tölz
08041-70877
dr.peter.vogt@t-online.de
www.dr-peter-vogt.de